DR. DR. MICHAEL DESPEGHEL
PROF. DR. KARSTEN KRÜGER

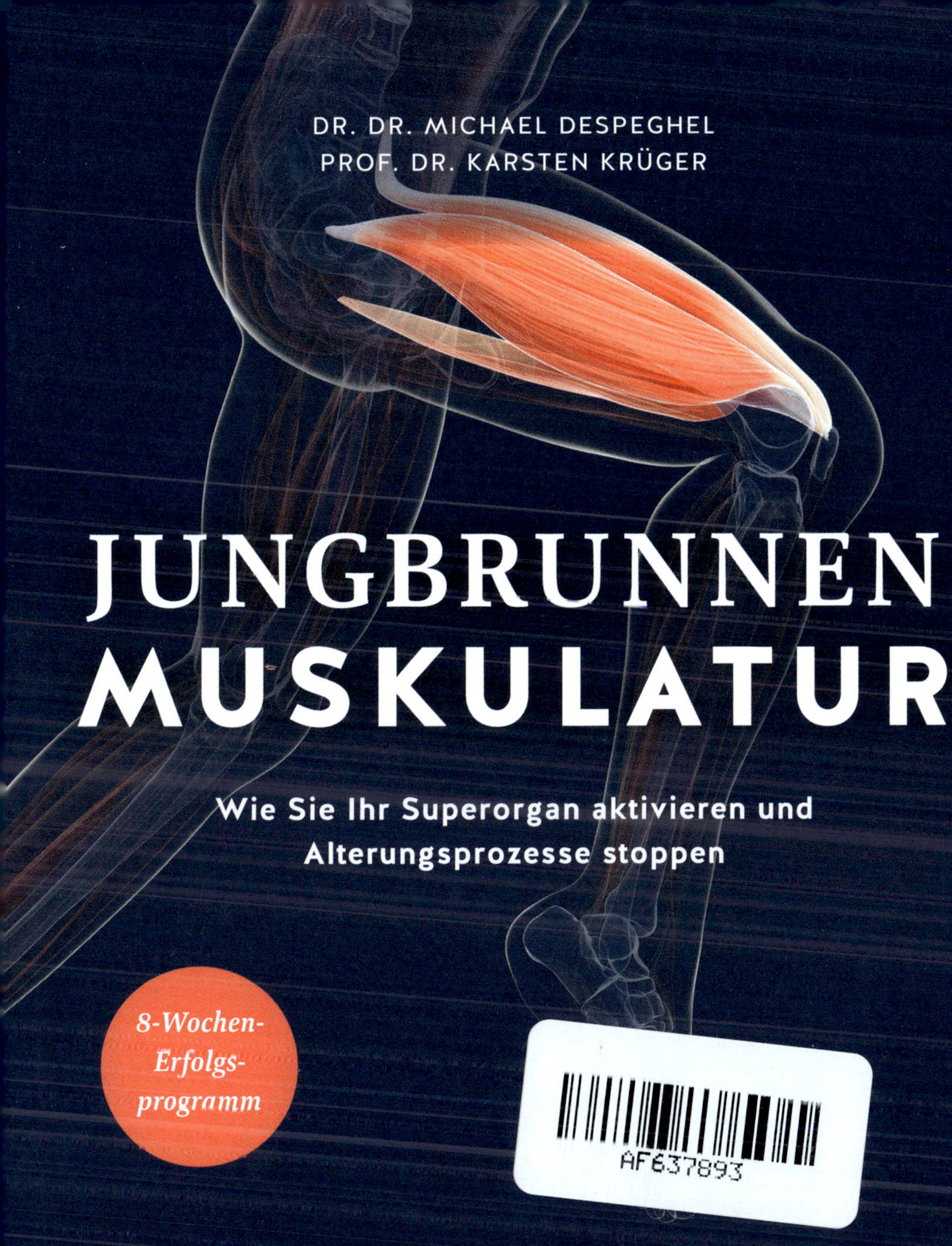

JUNGBRUNNEN MUSKULATUR

Wie Sie Ihr Superorgan aktivieren und Alterungsprozesse stoppen

8-Wochen-Erfolgs-programm

THEORIE

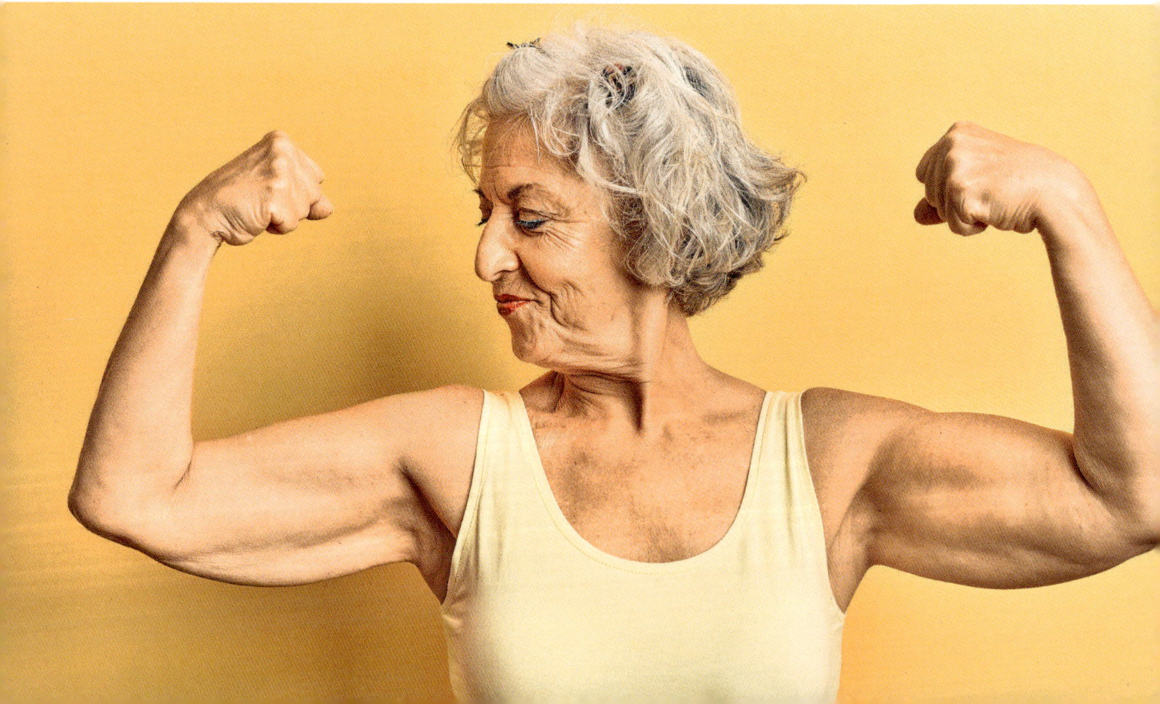

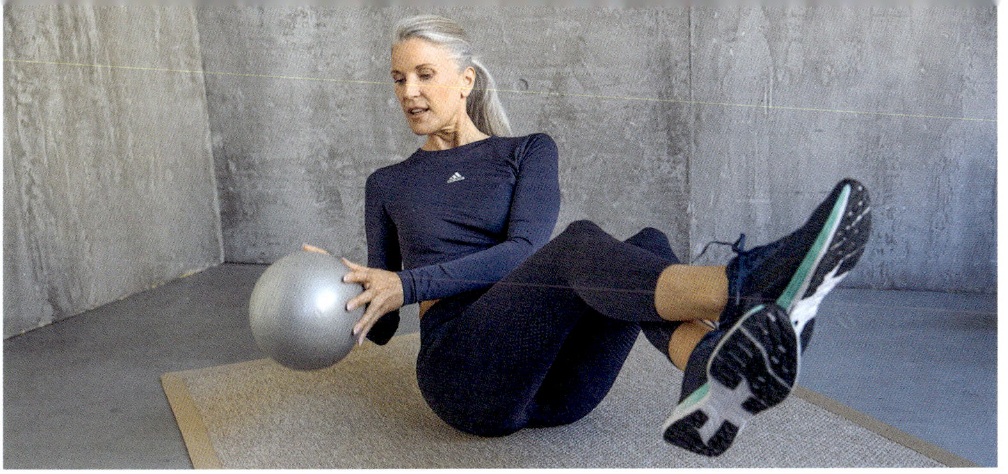

PRAXIS

SERVICE

»Das Alter ist kein Hindernis. Es ist eine Begrenzung, die du dir selbst setzt.«
Jackie Joyner-Kersee (Olympiasiegerin im Siebenkampf)

Dr. Dr. Michael Despeghel
gehört zu Deutschlands renommiertesten Wissenschaftlern, wenn es um einen gesunden und leistungsfähigen Lifestyle geht. Der promovierte Sportwissenschaftler ist Vorstand der deutschen Gesellschaft für präventive Männermedizin e. V. und Beiratsmitglied der Deutschen Stiftung für Männergesundheit. Wissenschaftlich arbeitet er an der Justus-Liebig-Universität Gießen am Institut für Sportwissenschaften.

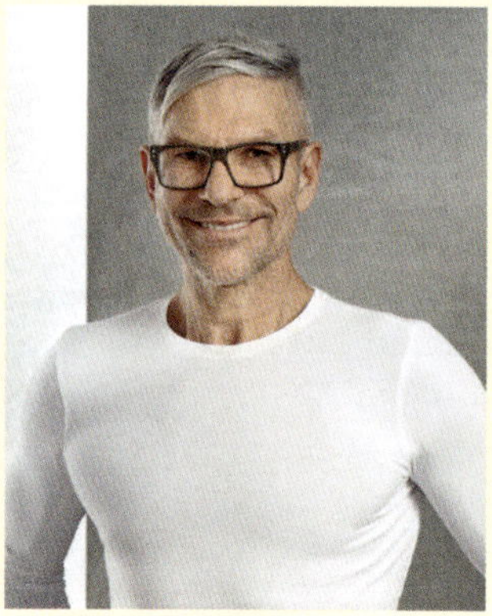

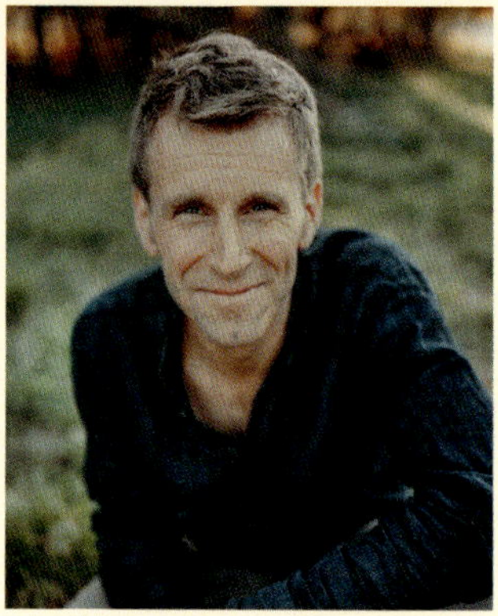

Prof. Dr. Karsten Krüger
ist stellvertretender Direktor des Instituts für Sportwissenschaften an der Justus-Liebig-Universität Gießen und blickt als Professor für Leistungsphysiologie und Sporttherapie auf mehr als 20 Jahre in Forschung und Praxis zurück. Er ist Editor-in-Chief des Journals »Exercise Immunology Review« und Vorstandsmitglied der »International Society of Exercise and Immunology«. Zahlreiche seiner mehr als 110 Publikationen wurden ausgezeichnet.

EIN WORT VORAB

Was ist das beste Anti-Aging-Mittel derzeit auf dem Markt? Die Antwort ist ganz einfach: kräftige Muskeln. Denn sie begünstigen ein längeres und glücklicheres Leben. Auch ältere Menschen können sich so beweglicher, selbstständiger und gesünder halten und mehr Lebensqualität genießen – unter anderem auch deshalb, weil trainierte Muskeln das Risiko minimieren, an Depression oder Alzheimer zu erkranken.

Damit nicht genug: Sie tragen dazu bei, dass wir schlank bleiben. Muskeln sind die Brennöfen unseres Körpers. Je mehr wir davon haben, desto größer ist unser Kalorienverbrauch – auch im Ruhezustand! Muskeln haben also einen langfristigen Effekt. Sie helfen dabei, unser Gewicht zu stabilisieren und Übergewicht zu vermeiden. So ein starker Körper fühlt sich nicht nur gut an, sondern wirkt auch attraktiv auf unser Umfeld. Trainierte Menschen haben oft eine positive, selbstbewusste Ausstrahlung.

Sie sehen: Die Liste der Gründe, warum es sich lohnt, die Muskeln gezielt zu trainieren, ist lang. Schon kleine Bewegungsroutinen stimulieren das Muskelwachstum: Wer Kräftigungsübungen in den Alltag einbaut und in der Mittagspause einfach mal fünf Minuten trainiert, kann schon einiges erreichen. Und setzt so vielleicht die Grundlage für ein umfangreicheres Training.

Intensiverer Muskelaufbau findet außerhalb der Komfortzone statt. Doch dazu brauchen Sie noch nicht mal ein Fitnessstudio. Ihre Muskeln lassen sich effektiv zu Hause oder in der Natur trainieren.

Wir wünschen Ihnen viel Freude und Erfolg dabei!

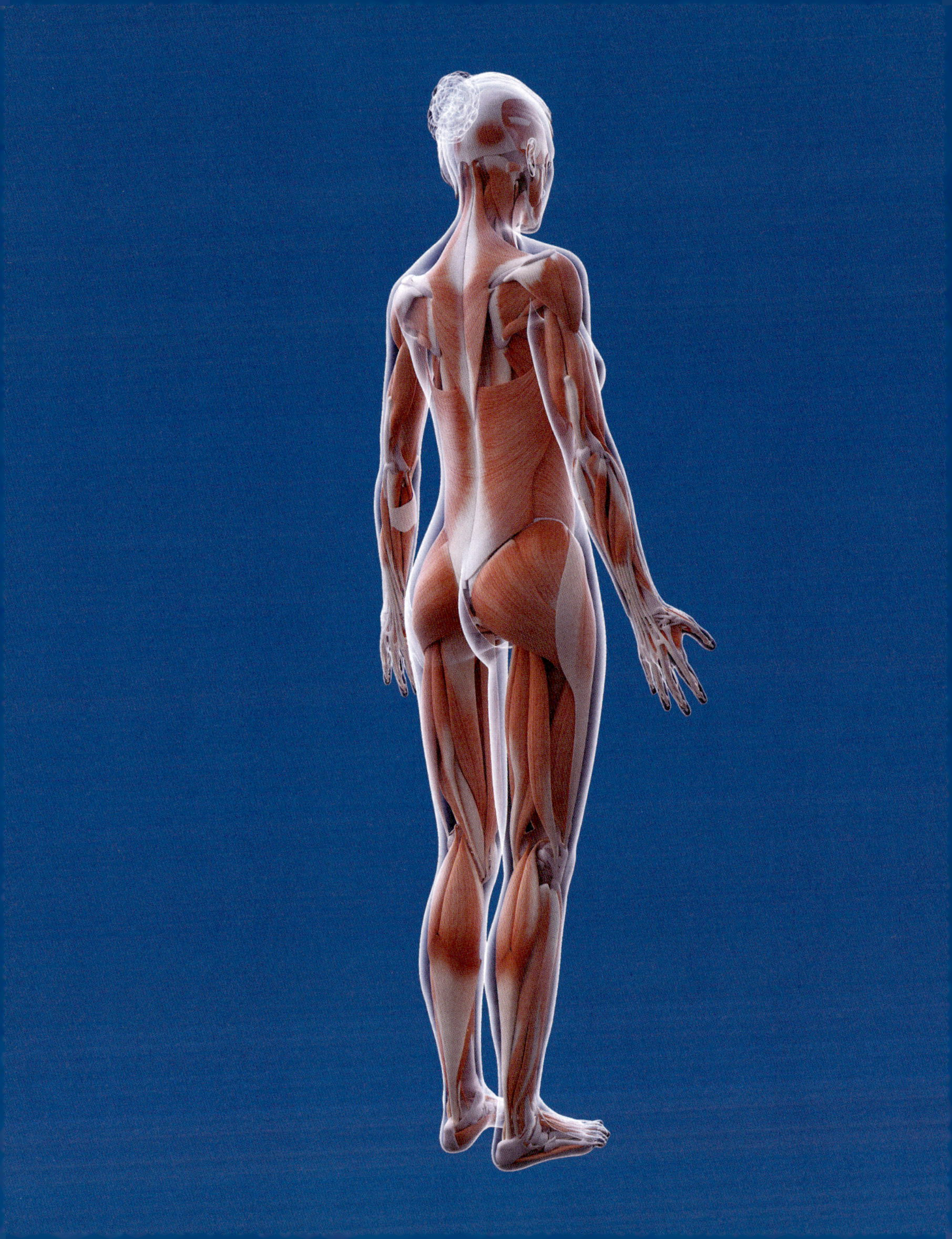

MUSKELN – VERKANNTE WUNDERWERKE

Trainierte Muskeln sehen nicht nur gut aus. Sie unterstützen unsere Gesundheit in vielfacher Hinsicht und steigern unser Wohlbefinden. Und die gute Nachricht ist: Wir können in jedem Alter etwas für sie tun. Doch ehe wir zur Tat schreiten, gibt es wissenswerte Erkenntnisse, alte und neue, die uns das Ganze richtig schmackhaft machen.

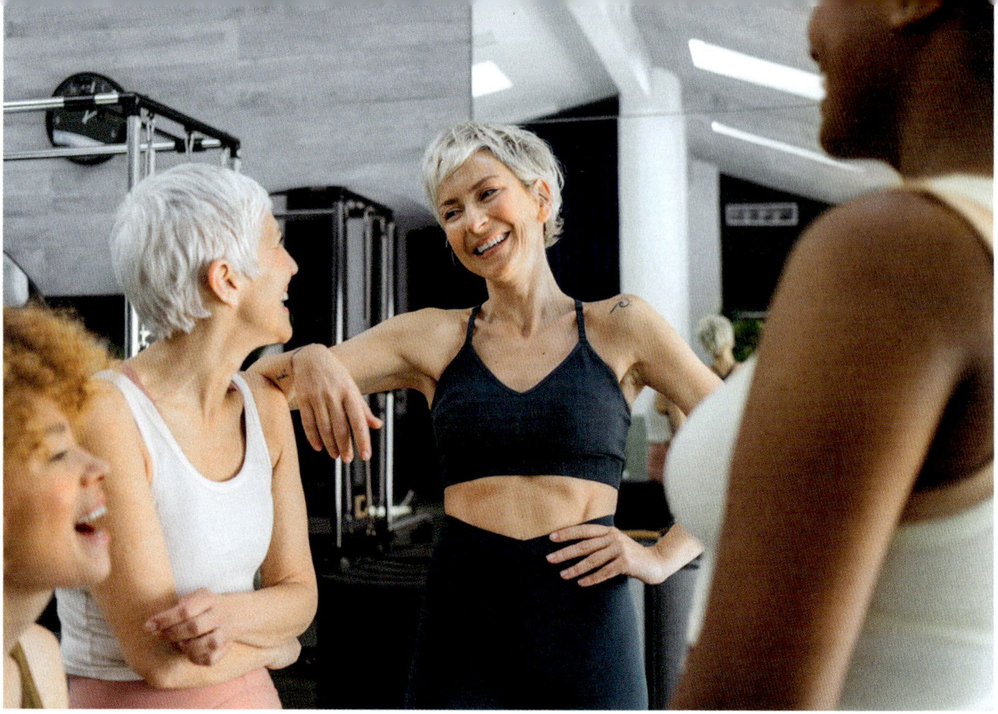

KLEINES MUSKEL-ABC

Im Körper eines jeden gesunden Menschen befinden sich rund 640 Muskeln. Sie halten unser Skelett aufrecht und bewegen es. Und sie spielen eine wichtige Rolle für unseren Energieumsatz und produzieren Wärme. Das sind nur einige von sehr vielen Funktionen, die Muskeln erfüllen.
Bekanntlich ist die Haut flächenmäßig das größte Organ des menschlichen Körpers. Doch was die Masse angeht, steht die Muskulatur unangefochten oben auf dem Siegertreppchen. Kein anderes Organ hat einen dermaßen großen Anteil an unserem Körpergewicht. Je nach Geschlecht und Alter liegt er bei 30 bis 50 Prozent des individuellen Gewichts. Bis zur Hälfte dessen, was die Waage anzeigt, entfällt also auf unsere Muskeln. Wenn das kein triftiger Grund ist, sich mit

diesem Wunderwerk des menschlichen Organismus näher zu beschäftigen!
Formen, Farben und spezielle Eigenschaften von Muskeln unterscheiden sich je nach ihrer Funktion. Entsprechend lassen sie sich auf mehrere Arten kategorisieren.

DER GRÖSSTE, DER KLEINSTE, DER KRÄFTIGSTE

Im Wettstreit um den größten Muskel im menschlichen Körper konkurrieren der große Rücken- und der Gesäßmuskel miteinander. Während der Musculus latissimus dorsi im Rücken flächenmäßig der größte ist, kann kein anderer den Musculus gluteus maximus im Gesäß an Volumen übertreffen.
Die Frage nach dem kleinsten Muskel ist hingegen einfacher zu beantworten: Er sitzt überraschenderweise im Ohr und wird aktiv, wenn wir allzu laute Geräusche wahrnehmen. Der Steigbügelmuskel (Musculus stapedius) ist nur wenige Millimeter lang und dünner als ein Baumwollfaden.
So weit, so kurios.
Eine wahre Überraschung stellt jedoch der kräftigste Vertreter unserer Muskeln dar. Es handelt sich hierbei nicht – wie viele vermuten würden – um einen Bein- oder Armmuskel, sondern um den relativ kleinen Kaumuskel, Musculus masseter, der sich im Kiefer befindet. Glauben Sie nicht? Ist aber so. Beim Zähneknirschen kann er bis zu einer halben Tonne Kraft aufwenden!

BEWEGUNG – SO LAUTET DAS EINFACHE REZEPT

Gut trainierte Muskeln sorgen nicht nur für ein attraktives Äußeres. Aktive und trainierte Muskeln sind für uns Menschen eine wesentliche Komponente, um fit, mobil und gesund zu bleiben.

Die Praxis sieht anders aus

Wir fühlen uns wohler und wissen, dass wir kräftig zupacken können. Zahlreiche wissenschaftliche Untersuchungen bestätigen den positiven Einfluss auf die Gesundheit und den Stoffwechsel. Denn die »Maschine Mensch« ist dafür bestimmt, sich zu bewegen. Doch in unserer hochentwickelten Welt tun wir das zunehmend weniger, oft nicht weiter als zum Auto und vom Auto bis zum Schreibtisch und wieder zurück. Dabei wissen wir doch längst: Wenn wir uns nicht oft genug bewegen und nicht trainieren, verkümmern die Muskeln.
Wie gut, dass es Übungen mit der tollen Möglichkeit gibt, dieses Manko auszugleichen und uns bei guter Laune und Gesundheit zu halten. Erst recht mit zunehmendem Alter – nimmt doch die Muskelmasse ab dem 30. Lebensjahr kontinuierlich ab. Es sei denn, wir halten sie gezielt fit!

Die gute Nachricht ist: Muskeln lassen sich in jedem Alter aufbauen!

Der richtige Zeitpunkt, um mit dem Training zu beginnen, ist jetzt

Denken Sie bei der Lektüre dieses Ratgebers immer daran! Egal, wo Sie gerade gesundheitlich stehen und wie es um Ihre Muskulatur derzeit bestellt ist: Es ist nie zu spät, Ihre Muskeln zu trainieren und von den damit verbundenen positiven Effekten zu profitieren. Starten Sie jetzt!

Bluthochdruck, Diabetes, Fettstoffwechselstörungen, Tumorerkrankungen und viele andere Zivilisationskrankheiten treten besonders häufig bei Menschen auf, die sich zu wenig bewegen. Ein Körper mit gut trainierter Muskulatur ist besser gewappnet gegen die unzähligen Leiden, die als Zivilisationskrankheiten bezeichnet werden, eben weil sie durch die moderne Lebensweise bedingt sind oder zumindest verstärkt werden.

Ganz wichtig: Aktive Muskeln stimulieren auch die Funktion von Abwehrzellen im Körper. Das wirkt sich auf Dauer positiv auf chronische Erkrankungen aus.

AUFBAU DES MUSKELS

Die Skelettmuskulatur (siehe Abbildung rechts) stellt das größte Gewebe im menschlichen Körper dar und ist dabei die zentrale Einheit der Bewegung und des Stoffwechsels. Während bei Männern im mittleren Alter im Durchschnitt 44 Prozent des Körpers aus Muskelmasse bestehen, sind es bei Frauen ungefähr 37 Prozent.

Jeder Muskel hat mindestens zwei Befestigungspunkte über Sehnen am Knochen, die als Ansatz und Ursprung bezeichnet werden. Dazwischen befindet sich der Muskelbauch, die breiteste Stelle des Muskels. Hier verlaufen in Längsrichtung Muskelfaserbündel, die wiederum aus einzelnen Muskelfasern bestehen. Letztere sind die eigentlichen Muskelzellen, langgestreckt und spindelförmig, in den erwähnten Bündeln in Zugrichtung organisiert.

Die Muskelzellen haben einen Durchmesser von 50 bis 100 Mikrometern, was ungefähr der Dicke eines Haares entspricht. Ein Bündel kann fingerdick sein und aus bis zu 150 Fasern bestehen.

BINDEGEWEBE UND FASZIEN

Eine wichtige Struktur, die die Muskelfasern zusammenhält, ist das Bindegewebe. Es ist in allen Organen und Geweben zu finden und gibt ihnen Struktur und Festigkeit. Das Bindegewebe besteht aus netzartig organisierten Fasern aus einem Material namens Kollagen. Dabei handelt es sich um ein sogenanntes Struktureiweiß, das auch Haut, Knorpel und Haaren Festigkeit gibt. Es durchzieht und umhüllt den Muskel.

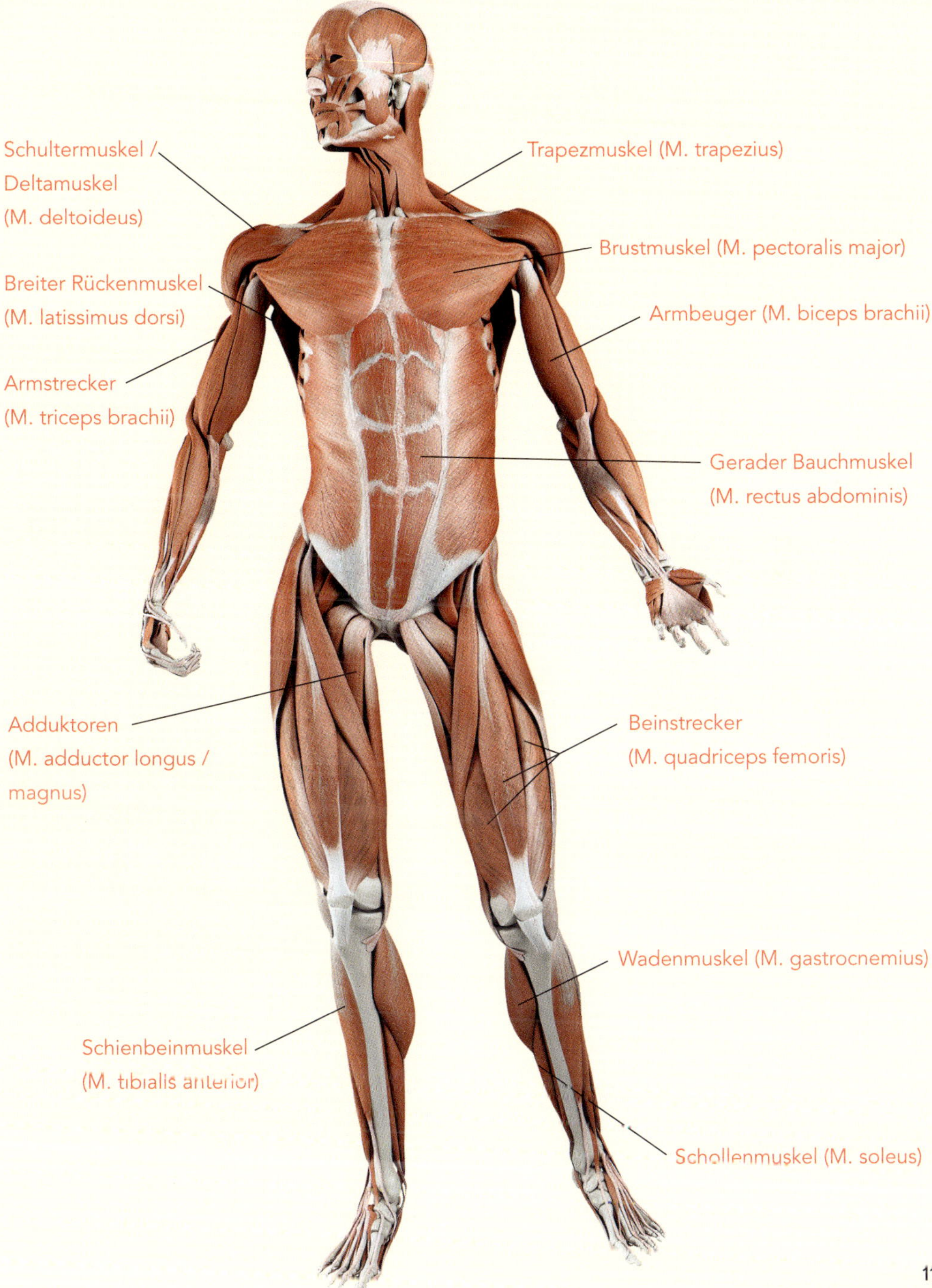

Schultermuskel / Deltamuskel (M. deltoideus)
Trapezmuskel (M. trapezius)
Brustmuskel (M. pectoralis major)
Breiter Rückenmuskel (M. latissimus dorsi)
Armbeuger (M. biceps brachii)
Armstrecker (M. triceps brachii)
Gerader Bauchmuskel (M. rectus abdominis)
Adduktoren (M. adductor longus / magnus)
Beinstrecker (M. quadriceps femoris)
Wadenmuskel (M. gastrocnemius)
Schienbeinmuskel (M. tibialis anterior)
Schollenmuskel (M. soleus)

Auch die Muskelfaszien – sie umgeben sowohl die Muskelfaserbündel wie die einzelnen Fasern – bestehen aus kollagenem Bindegewebe, sind aber viel mehr als das. Faszien sind reichhaltig mit Nerven durchzogen und leiten Signale vom Muskel zum Gehirn und in die umgekehrte Richtung. Jede einzelne Muskelkontraktion – also jede Bewegung – wird durch einen Nervenimpuls, ein Aktionspotenzial, eingeleitet. Dazu hat ein Nervenstrang, das Motoneuron, Kontakt zur Muskeloberfläche, um das Signal in den Muskel weiterzuleiten, woraufhin das Zusammenziehen angeregt wird.

DIE MINI-EINHEITEN DES MUSKELS

Diese Kontraktion kommt dann durch die kleinste Funktionsstruktur des Muskels zustande, das Sarkomer. Diese Mini-Einheit in der Muskelfaser besteht aus kleinen Eiweißfilamenten, die sich ineinanderziehen können. Das sind mikroskopisch kleine, sich bei Muskelanspannung zusammenziehende Faserteilchen, die kontraktilen Filamente. Sie heißen Aktin und Myosin und bilden die Grundlage für jede einzelne Muskelbewegung. Das Ineinanderschieben dieser Filamente sorgt für eine Verkürzung der Sarkomere und damit des ganzen Muskels.
Die energieverbrauchende Kontraktion überträgt die Kraft über die Sehnen auf den Knochen und setzt die Bewegung in Gang. Die Versorgung des Muskels mit Sauerstoff und Nährstoffen verläuft über feine Blutgefäße, die Kapillaren.

Je mehr Kapillaren ein Muskel besitzt, desto besser ist er durchblutet und desto besser ist er auch mit Nährstoffen und mit Sauerstoff versorgt.

Körperliche Aktivität trägt zur Bildung neuer Kapillaren im Muskel bei und erhöht die Relation von Gefäßen zu Muskelfasern. Dies ist eine Ursache der erhöhten Leistungsfähigkeit des trainierten Muskels.

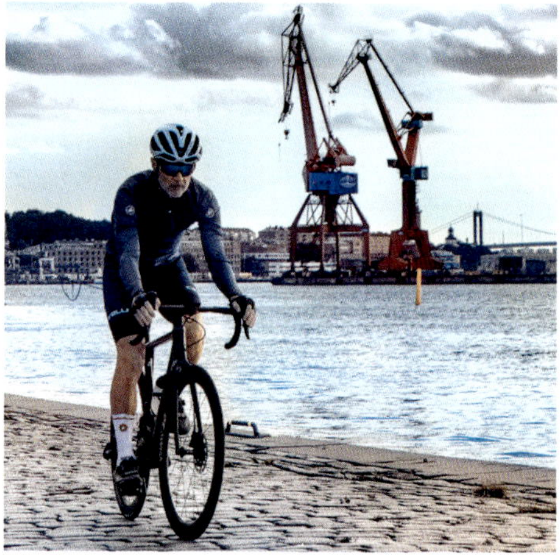

Weshalb regelmäßiges Training das Leistungsvermögen der Muskeln steigert, lässt sich mittlerweile im Detail wissenschaftlich erklären.

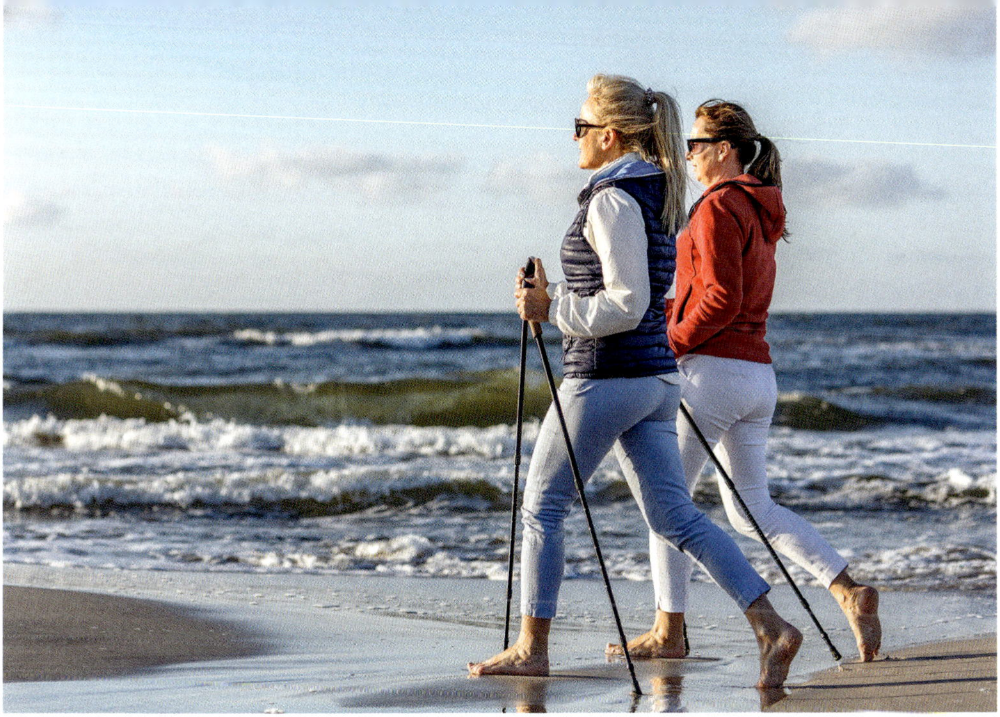

MUSKELN UND IHRE FUNKTION

TYP-I- UND TYP-II-FASERN

Grundsätzlich werden zwei Fasertypen unterschieden. Diese Fasertypen liegen eigentlich in allen Muskeln im Körper vor, allerdings in unterschiedlichen Anteilen zueinander. Muskeln, die sehr schnell und kraftvoll agieren, haben in der Regel einen höheren Anteil an sogenannten Typ-II-Fasern, den schnell zuckenden Muskelfasern. Umgekehrt sind Muskeln, die eher der Haltung dienen und ausdauernd agieren, anteilig mehr mit den Typ-I-Fasern ausgestattet, die analog zu den Erstgenannten langsam zuckende Fasern heißen.
Letztere zeichnen sich auch dadurch aus, dass sie zwar ausdauernd sind, jedoch weniger kraftvoll und schnell agieren können.

Jeder Muskel besteht also anteilig aus Typ-I- und Typ-II-Fasern. Welche überwiegen, hängt von seiner Funktion und auch von der Nutzung ab. Die ausdauernden Typ-I-Fasern sind eher schlanke Fasern. Das Gewebe hat eine rote Farbe, da die Muskelfasern Myoglobin enthalten. Dabei handelt es sich um ein Sauerstofftransportprotein zur optimierten Versorgung des Gewebes. Dazu besitzen sie besonders viele Mitochondrien zur Energieproduktion und können gut Kohlenhydrate und Fette bei niedrig-intensiven Ausdauerbelastungen verstoffwechseln. Die Typ-II-Fasern erscheinen durch das Fehlen von Myoglobin eher weiß und kommen immer dann zum Einsatz, wenn mehr Kräfte aufgebracht werden oder wir sehr schnell agieren müssen. Sie haben wenig Mitochondrien, können aber sehr schnell und effektiv Kraft mobilisieren. Ausdauersportler haben anteilig von den schlanken Fasern mehr, während Kraftsportler wiederum mehr voluminöse Typ-II-Fasern besitzen. Die differenzierte Muskelfaserzusammensetzung lässt sich gut am Unterschenkel aufzeigen. Das Muskelrelief wird durch den Musculus gastrocnemius gebildet. Dieser besteht vorwiegend aus Typ-II-Fasern. Daher ist er für schnelle und kräftige Bewegungen, wie beim zügigen Treppensteigen oder bei Sprüngen, zuständig. Darunter liegt

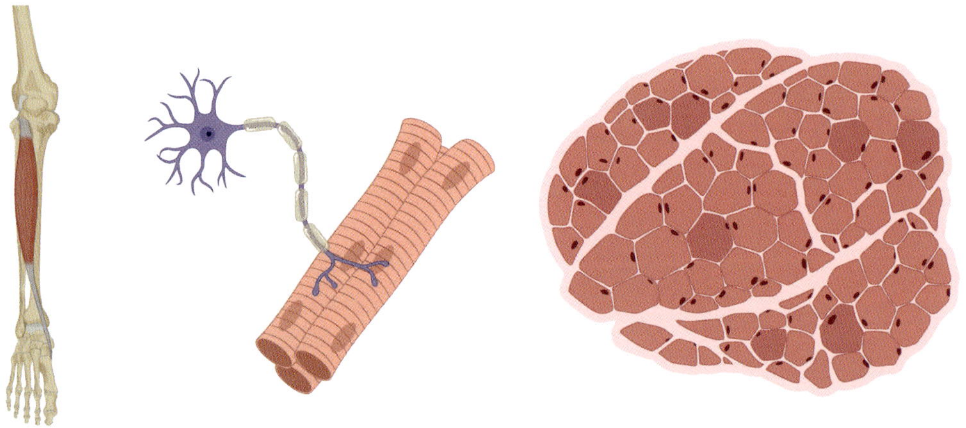

Links: Ein Skelettmuskel ist über Sehnen an mindestens zwei Stellen am Knochen befestigt. Mitte: Jede Skelettmuskelfaser wird von einer Nervenzelle, dem Motoneuron, aktiviert. So erreichen Nervenimpulse den Muskel und lösen eine Kontraktion aus. Rechts: Querschnitt eines Skelettmuskels. Die Zellkerne befinden sich am Rand der Muskelfasern. Faszien unterteilen und umhüllen Muskelfasern und Muskelfaserbündel.

der Musculus soleus, der Schollenmuskel. Mit mehr Typ-I-Fasern hat er vor allem Halte- und Stützfunktion. Je nachdem, wie ein Mensch trainiert, kann er die Anteile der beiden Muskelfasertypen an der Muskulatur verändern. Wenn wir trainieren, profitieren die Typ-I-Fasern vom Ausdauertraining und ihr Stoffwechsel wird leistungsfähiger. Betreiben wir Krafttraining, so passen sich vor allem die Typ-II-Fasern durch ein Dickenwachstum und damit verbundenen Kraftzuwachs an.

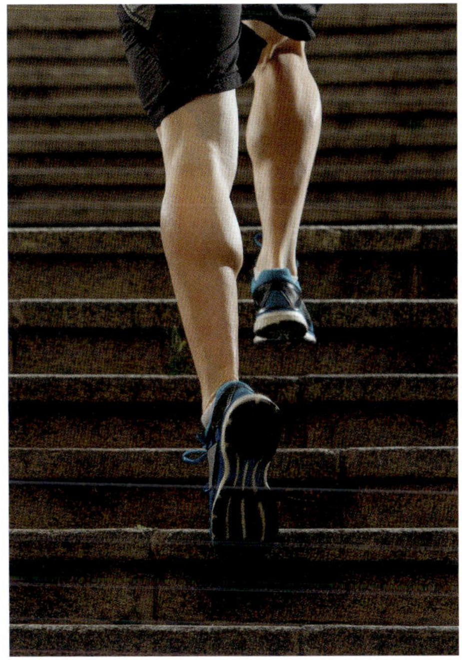

Hier ist deutlich der Musculus gastrocnemius zu sehen, der »zweibäuchige Wadenmuskel«, zuständig für kraftvolle Bewegungen.

KEINE BEWEGUNG OHNE MUSKEL

Muskeln verleihen dem Körper Form und Stabilität und ermöglichen gleichzeitig Bewegungen. Das schaffen sie dadurch, dass sie zum einen unser Körperrelief bilden, zum anderen dadurch, dass sie das einzige sich aktiv kontrahierende Gewebe im Körper sind. Die Verkürzung des Muskels überträgt sich auf die Ansatzstellen am Knochen, wodurch sich Gelenkwinkel verkleinern und Bewegungen entstehen. Früh erlernte und trainierte Bewegungsmuster werden so über eine spezielle Rekrutierung dieser Muskeln sehr fein austariert und im Zusammenspiel unterschiedlicher Muskelgruppen umgesetzt. In anderen Bereichen des Körpers sorgen Muskeln nicht nur für Bewegung, sondern auch für Stabilität. Das Aufrechthalten des Rumpfes und der Gelenkwinkel wird durch das koordinierte Zusammenspiel der Muskeln erreicht, die Wirbelsäule und Gelenke umgeben und gegeneinander austariert arbeiten. Man spricht von Agonisten und Antagonisten. Als Agonisten bezeichnet man den bewegungsausführenden Muskel, der Antagonist ist sein Gegenspieler. Handelt es sich um Muskeln, die für die Halte- und Stützmotorik zuständig sind, stabilisieren sie sich in ihrer Arbeit und bestehen in der Regel aus mehr roten Typ-I-Fasern, da sie sehr ausdauernd und weniger explosiv agieren.

DER MUSKEL – ZENTRUM DES STOFFWECHSELS

Durch kontinuierliches Training wird der Muskel das zentrale Gewebe im Körper, in dem Kohlenhydrate und Fette verstoffwechselt werden.

Muskelkontraktionen sind ein aktiver Prozess und benötigen Energie in Form von Adenosintriphosphat (ATP). ATP ist die universelle Energiewährung im Körper, grundsätzlich ist davon nur wenig vorhanden. Daher muss ATP ständig nachproduziert werden. Das macht der Körper vor allem durch Verbrennung seiner Substrate wie Glukose und Fette. Selbst im Ruhezustand benötigt der Muskel immer Substratfluss, sodass die Energieträger auch in den ruhenden Muskel einfließen.

Je höher der Anteil der Muskulatur im Körper, desto mehr wird im Muskel auch verstoffwechselt. Ein besonderer Anschub des Energiestoffwechsels passiert unter sportlicher Belastung. Hier fließen bei Kraft- und Ausdauerleistungen ein Vielfaches an Kohlenhydraten und Fetten als Energieträger in den Muskel. Bei länger andauernden Belastungen nimmt der Energieumsatz durch Fette stetig zu, wobei parallel auch Glukose weiter verbrannt wird.

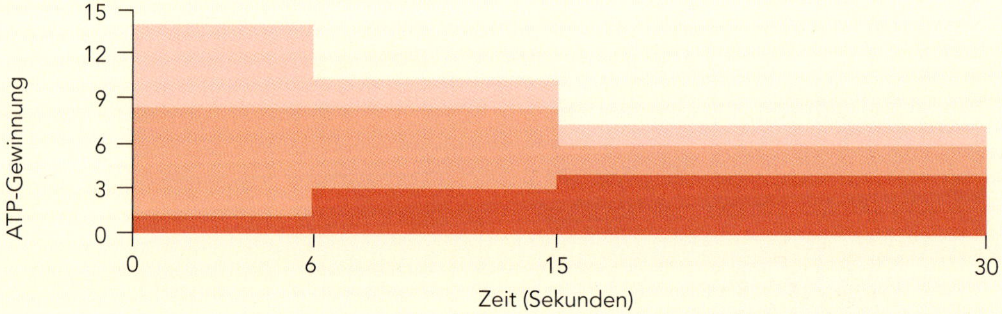

Der Energiestoffwechsel der Muskeln bei intensiver Belastung. Dargestellt sind die Beiträge unterschiedlicher Substrate zur Gewinnung von ATP innerhalb der ersten 30 Sekunden. Dazu zählen Kreatinphosphat (hellrot), die Glykolyse (mittelrot) und der oxidative Stoffwechsel durch Kohlenhydrate und Fette (dunkelrot). In den ersten Sekunden ist der Beitrag des Kreatinphosphat und der Glykolyse noch sehr hoch, dann sinkt er. Die Energiegewinnung durch oxidative Prozesse nimmt jetzt zu. Bei Langzeitbelastungen tragen die Fette immer mehr zur Energiegewinnung bei.

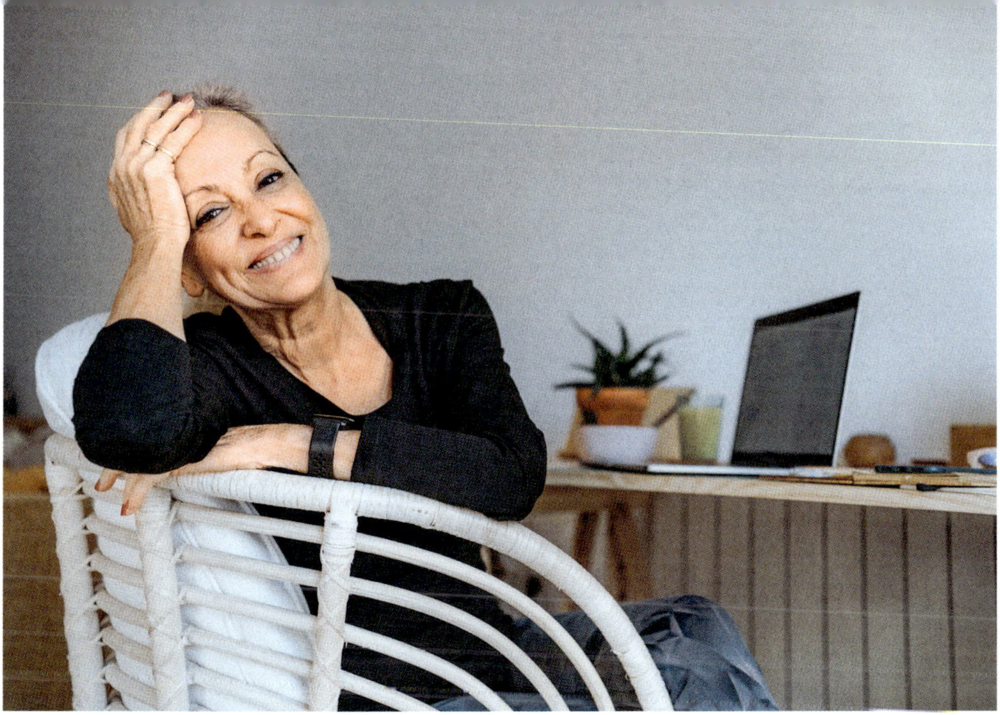

MUSKELN UND BIOLOGISCHES ALTER

Ist man so alt, wie man sich fühlt? Ja und nein. Tatsächlich bestimmt nicht nur unser Geburtsdatum, wie alt wir sind.

MUSKELABBAU IN DER ZWEITEN LEBENSHÄLFTE

Während wir in der ersten Lebensphase noch vorwiegend Muskulatur aufbauen und Muskelmasse stabilisieren, verlieren wir diese durch den Alterungsprozess wieder. Dieser Vorgang ist zunächst Teil des biologischen Alterns. Wie stark die Einbuße an Muskelmasse tatsächlich ist, steht in enger Beziehung zum Lebensstil. Das bedeutet: Je mehr Sie Ihre Muskeln nutzen, umso mehr bleiben diese bis ins Alter erhalten. Wenig aktive Menschen verlieren ab dem Alter von 50 pro Lebensjahr knapp ein halbes Kilogramm Muskulatur. Der Fachbegriff lautet Sarkopenie.

In der Regel wird man ab 50 aber nicht leichter, sondern baut in gleichem oder höherem Maße Fettmasse auf. Dies ist nicht nur funktionell von Nachteil, da Kraft und Ausdauer verlorengehen. Es hat auch weitreichende gesundheitliche Auswirkungen, da ja die Muskulatur der zentrale Verstoffwechslungsbereich für Fette und Kohlenhydrate ist. Reduziert sich die Muskulatur, sinkt also der Grundumsatz des Körpers. Er verbrennt weniger der aufgenommenen Energie und lagert diese ein, unter anderem als Fettmasse, aber bei massiven Überschüssen auch in der Leber – mit dem Risiko einer Fettleber – und in den Muskeln selbst. Eine massive Einlagerung von Fett in den Muskel kann wiederum die Muskelfunktion und die Entwicklung von Diabetes Typ 2 begünstigen. Von funktioneller Seite trägt der Verlust an Muskelmasse auch zum Verlust an Lebensqualität bei sowie zum Verlust der Autonomie im Alter. Wer mit wenig Muskelmasse in die zweite Lebenshälfte startet und auch in den folgenden Jahrzehnten nichts für den Muskelaufbau tut, dem fällt es irgendwann schwerer, lange Wege zurückzulegen, zu reisen und Treppen zu steigen.

TRAINING ALS THERAPIE

Für einige Erkrankungen kann das Vorhandensein von Muskelmasse eine wichtige Therapie darstellen, so zum Beispiel für den Diabetes Typ 2. Studien konnten zeigen, dass bereits ein dreimal wöchentliches Körpertraining Kraft- und Ausdauerleistungen eines älteren Menschen auf das Level eines zehn bis fünfzehn Jahre jüngeren, wenig sportlichen Menschen bringen kann. Somit ist Sport, und damit auch die Muskeln, ein Jungbrunnen, den es zu pflegen gilt.

BEWEGUNG WIRKT

Der einzige Weg, die Funktion der Muskelmasse langfristig aufrechtzuerhalten, ist körperliches Training. Zahlreiche wissenschaftliche Studien, in denen die Auswirkung von Kraft- oder Ausdauertraining untersucht wurde, konnten zeigen, dass ältere Menschen, die mit Bewegung und Training ihre Muskelmasse aufrechterhielten oder sogar aufbauten, im Hinblick auf ihre Lebensqualität, Autonomie und Gesundheit profitierten.

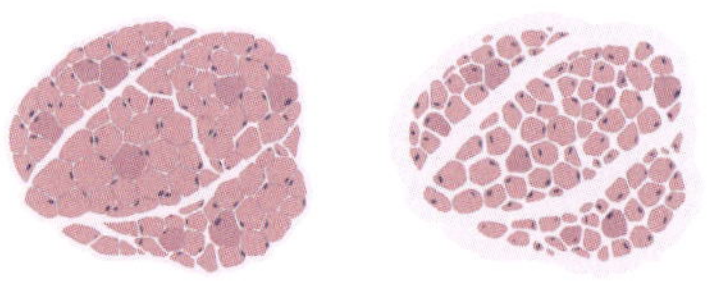

Links ein gesunder Muskel im Querschnitt. Im Alter und verstärkt durch Inaktivität schrumpfen die Muskelfasern, das Bindegewebe gewinnt einen größeren Anteil, Fett wird eingelagert (rechts). Die Zahl der kontraktilen Elemente nimmt ab und die Kraft lässt nach.

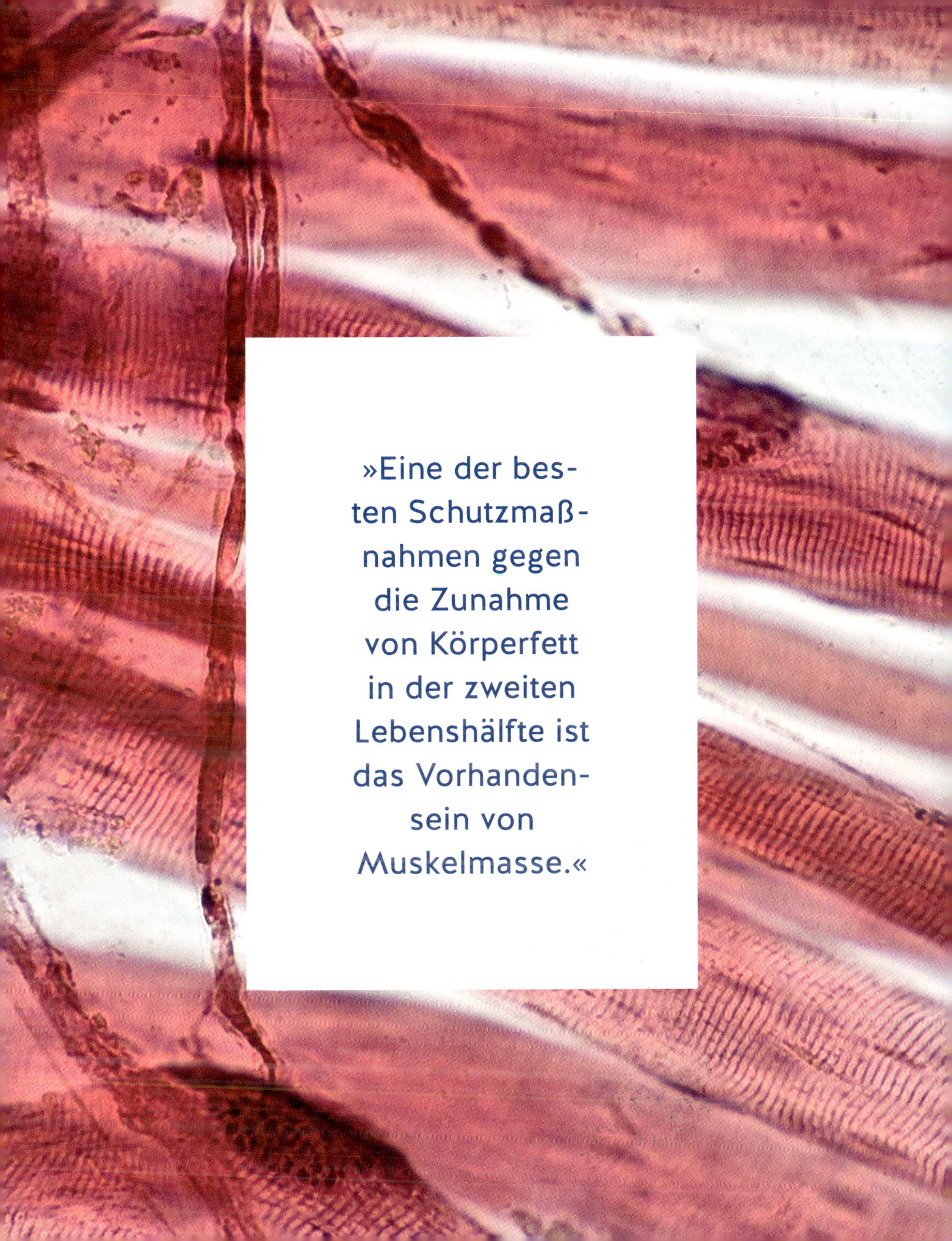

»Eine der besten Schutzmaßnahmen gegen die Zunahme von Körperfett in der zweiten Lebenshälfte ist das Vorhandensein von Muskelmasse.«

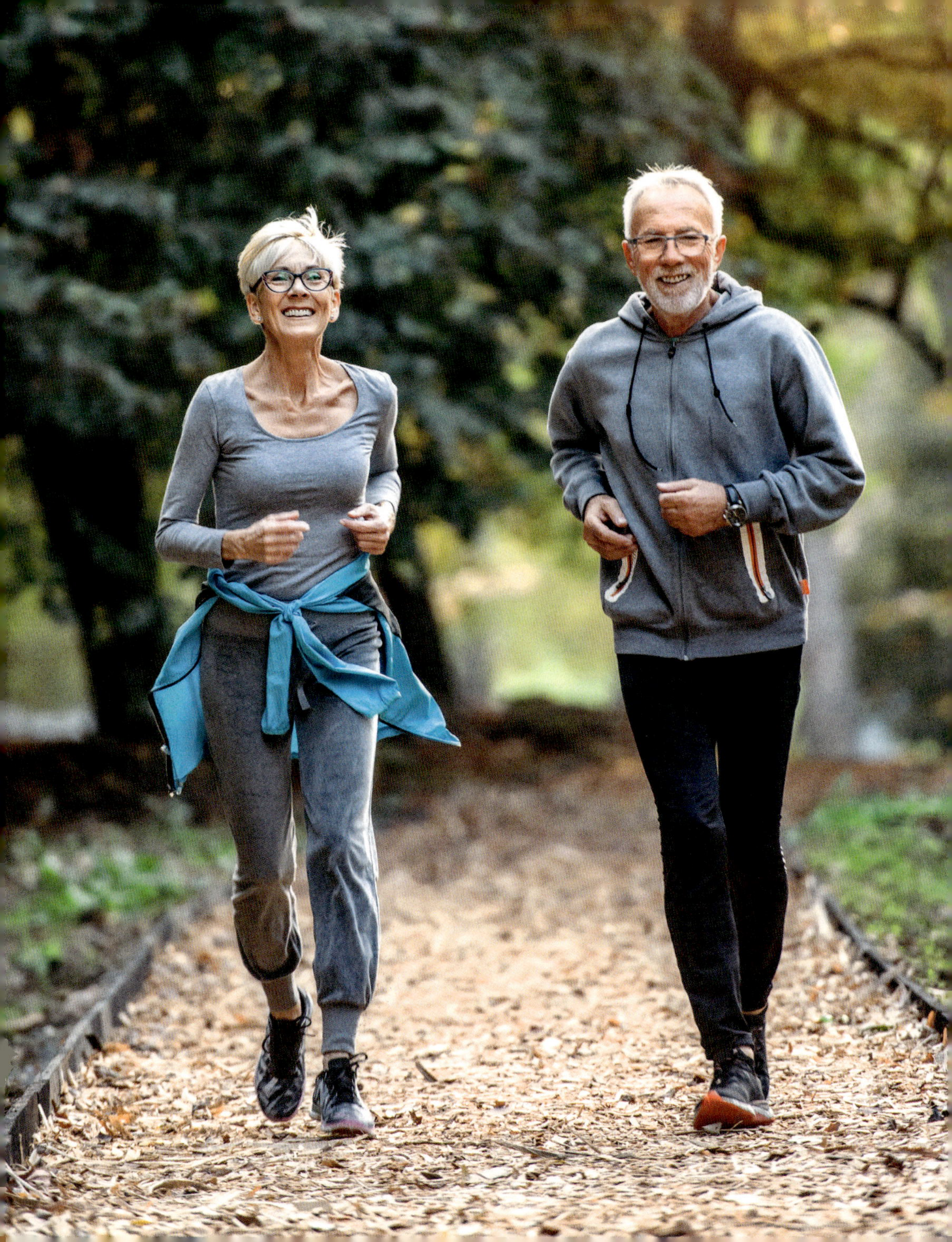

MYOKINE – FASZINIERENDE BOTENSTOFFE

Bei intensiver Beanspruchung schüttet der Körper Myokine aus. Das hat viele Vorteile – nicht nur für unsere Fitness, sondern auch für unsere Gesundheit und unser Altern.

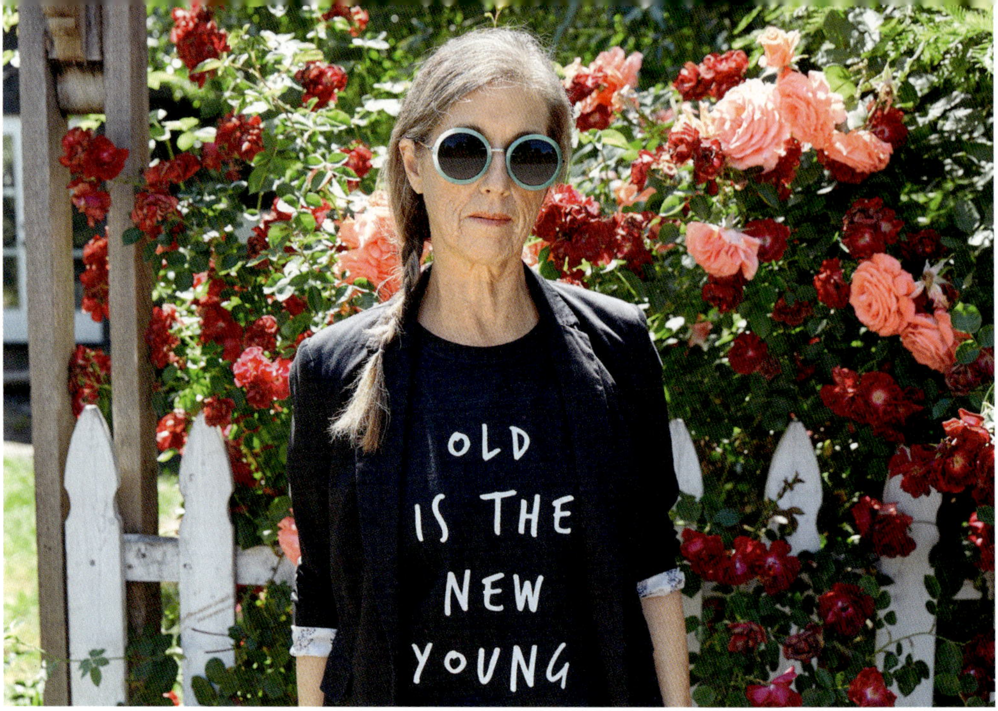

DAS GEHEIMNIS DES ALTERNS

Wir alle werden älter. Das liegt in der Natur der Sache und gehört nun mal zum Leben. Warum wir altern, das wissen wir allerdings noch nicht so genau. Der Internist und Gerontologe Max Bürger beschrieb in der ersten Hälfte des 20. Jahrhunderts den Prozess des Miteinander-Einhergehens von Entwicklung und Altern als »Biomorphose«, als »die lebenslang dauernden Wandlungen, denen der menschliche Körper, sein Geist und seine Seele unterliegen«. Diese Beschreibung macht beispielsweise deutlich, dass das Altern eben kein rein körperlicher Prozess ist, sondern vielmehr auch die andere Seite des Menschseins betrifft.

Nun mag es in unserer westlich geprägten Gesellschaft unterschiedliche Sichtweisen auf dieses Phänomen geben. Der Tenor jedoch lautet meist: Altern ist nicht wünschenswert und mit vielen Nachteilen verbunden. Kein Wunder! Schließlich wird Älterwerden vor allem mit negativen Auswirkungen auf den Körper assoziiert: nicht mehr begehrenswert, unattraktiv, weniger leistungsfähig und weniger flexibel, krank, gebrechlich … Wer greift bei diesem Angebot schon gerne zu?

EINE NEUE PERSPEKTIVE

Man kann Älterwerden aber auch verstehen als geistigen und seelischen Reifungsprozess mit positiven Effekten wie Lebenserfahrung, Souveränität, Weisheit, Unabhängigkeit, Charakterausprägung, Bewusstheit, mentaler Stärke und Überlegenheit. Aus dieser Perspektive betrachtet, könnte der Mensch im Lauf seines Lebens ein absolut wünschenswertes Ziel erreichen: Zufriedenheit. Das ist natürlich eine Frage der Einstellung – der Einstellung zum Altern, vor allem aber zum Leben selbst.

GERONTOLOGIE

Die Gerontologie ist die Wissenschaft, die sich mit dem Alter beziehungsweise dem Altern beschäftigt. Sie untersucht unter anderem, was genau mit den Jahren im menschlichen Körper geschieht, also auf der physiologisch-biologischen Ebene. Zugleich stellt sich die Frage, ob diese Prozesse umkehrbar sind und ob es Möglichkeiten gibt, das Altern aufzuhalten oder zumindest zu verlangsamen.

Die perfekte Vision ist, sowohl körperlich als auch geistig gesund und fit zu altern und biologisch stets jünger zu sein als an Jahren.

Wie das mithilfe Ihrer Muskulatur und einem gezielten Kraft- und Ausdauertraining gelingen kann, erfahren Sie in diesem Buch.

DIE PHYSIOLOGIE DES ALTERUNGSPROZESSES

Auf körperlicher Ebene definieren Gerontologen das Altern folgendermaßen: Nach dem Erreichen einer Vitalitätsspitze im Alter von 20 bis 30 Jahren beginnt beim Menschen die Alternsphase. Das heißt, die Leistungsfähigkeit von Geweben und Organen nimmt schleichend, aber unumkehrbar ab. Ist der Alterungsprozess mit den Jahrzehnten weiter fortgeschritten, steigt die Wahrscheinlichkeit, an altersassoziierten Krankheiten zu sterben. Der Wunsch, die Jugend zu bewahren und ewig zu leben, ist so alt wie die Menschheit selbst. Und auch wenn trotz fortschrittlichster medizinischer, pharmazeutischer oder technischer Entwicklungen keine Lösung für ein ewiges Leben in Sicht ist, hat sich die Lebensspanne des Menschen in den vergangenen 100 Jahren doch deutlich erhöht. Und die Wissenschaft arbeitet intensiv daran, aufzuzeigen, mit welchen Maßnahmen und unter welchen Umständen es uns Menschen gelingen kann, möglichst gesund und fit zu altern. Das Ziel ist offensichtlich: dem inzwischen längeren Leben mehr Qualität zu geben – auf allen Ebenen.

Die Gerontologen gehen davon aus, dass der menschliche Körper nicht gleich nach der Geburt altert, sondern sich zunächst über eine gewisse Lebenszeit steil nach oben entwickelt. Das Ergebnis: optimales Körperwachstum einschließlich maximaler Reproduzierbarkeit und Reparaturfähigkeit der Zellen, maximierte körperliche Leistungsfähigkeit (Organe, Muskeln) sowie die Ausprägung kognitiver und emotionaler Fähigkeiten (Gehirn). Diese Entwicklung gipfelt zwischen dem 20. und 30. Lebensjahr in einer Vitalitätsspitze. Eine Messgröße ist die bestmögliche Sauerstoffaufnahme, die Frauen schon mit 16 Jahren erreichen und Männer mit 18. Danach geht diese maximale biologische Leistungsfähigkeit im Sinne des allgemeinen aeroben Austauschs wieder zurück. Sie baut sich jedes Jahr im Ausdauerbereich um 3 Prozent und im Bereich der Muskulatur um 3 bis 5 Prozent ab. Das geschieht aufgrund des Alterns und der Veränderung der Leistungsfähigkeit allgemein, aber auch durch Nichtinanspruchnahme. Gleichzeitig nimmt die fettfreie Masse ab, Fetteinlagerungen nehmen zu. Es kommt zu weiteren Veränderungen im Sinne von Altern, die sich im Lauf des Lebens verstärken und vermehren.

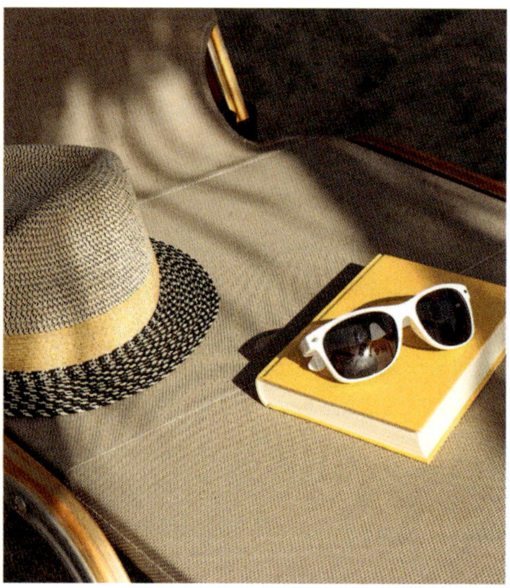

Schützen Sie sich vor zu intensiver Sonneneinstrahlung.

THEORIEN ZUM ALTERN

Auf der Suche nach den Ursachen für den allgemeinen Alterungsprozess – also für irreversible Veränderungen von Geweben und Organen – haben Wissenschaftler zahllose Theorien entwickelt. Die drei bedeutendsten wollen wir im Folgenden vorstellen:

- Freie-Radikale-Theorie
- Telomeren-Theorie
- Neuroendokrine Theorie

Oxidativer Stress: Übeltäter freie Radikale

Als eine der Hauptursachen für unser körperliches Altern erachtet ein Teil der Forscher den sogenannten oxidativen Stress in den menschlichen Zellen. Er greift direkt DNA, Proteine und Lipide der gesunden Zellen an und verursacht dort Schäden, die im Laufe des Älterwerdens nicht mehr repariert werden können. In jungen Jahren ist das kein Problem, denn der Zellstoffwechsel und die Zellvermehrung werden von chemischen Botenstoffen wie Hormonen, Wachstumsfaktoren oder Zytokinen gesteuert. Mit zunehmendem Alter geschieht das in einem immer geringerem Ausmaß.

Zum oxidativen Stress kommt es aufgrund eines – mit den Jahren zunehmenden – Ungleichgewichts im Körper: Aggressive Sauerstoffverbindungen, genannt freie Radikale (ROS, Reactive Oxygen Species), nehmen überhand im Vergleich zu den Radikalfängern. Die freien Radikale entstehen zum größten Teil bei der Sauerstoff verbrauchenden Energiegewinnung in den Mitochondrien. Aber beispielsweise auch UV-Licht, Umweltgifte, Nikotin oder Medikamente haben Einfluss auf ihre Entstehung.

Die Radikalfänger sind körpereigene Schutzzellen, die durch antioxidative Mechanismen in der Lage sind, die schädlichen ROS zu inaktivieren. Je mehr dieses natürliche Schutzsystem des Körpers über die Jahre aus der Balance gerät, desto umfangreicher sind die entstehenden Zellschäden, die den Alterungsprozess beschleunigen und altersbedingte Krankheiten verursachen. Die gute Nachricht: Sogenannte Antioxidantien können wir mit der Nahrung gezielt zuführen und damit unseren Körper bei der Abwehr der freien Radikale unterstützen. Beispielsweise gibt es besonders viele dieser Radikalvernichter in den Vitaminen C und E sowie in Karotinoiden. Obst und Gemüse sind damit natürliche Lieferanten der lebenswichtigen antioxidativen Stoffe.

Zellverfall: Die Zellteilungsfähigkeit geht verloren

Die Telomeren-Theorie kommt zu dem Schluss, dass jede Zelle unseres Körpers von Haus aus nur eine begrenzte Lebenszeit hat. Sie baut sich quasi durch Verschleiß aufgrund der stetigen Zellteilung im Laufe der Jahre ab, was dann zu deutlichen Abnutzungserscheinungen führt. Entsprechend teilen sich junge Zellen sehr viel öfter und schneller als die Zellen eines älteren Menschen. Grund dafür ist, so die Forscher, die bei jeder Zellteilung fortschreitende Verkürzung der Telomeren-DNA an den Enden der Chromosomen. Das können Sie sich wie einen Radiergummi vorstellen, bei dem nach jedem Gebrauch ein wenig Substanz verloren geht. Irgendwann ist der Gummi aufgebraucht (entsprechend: die Zelle altert und stirbt ab).

Der individuelle Lebensstil kann durchaus Einfluss darauf haben, ob die Auflösung des

»Radiergummis« schneller oder langsamer voranschreitet. Beispielsweise ist negativer Stress der Hauptgrund für einen beschleunigten Verschleiß. Dazu gehören besonders psychische Belastungen wie Unzufriedenheit mit dem Leben, Trauer, Jobverlust, Unsicherheiten, aber auch mangelndes Körperbewusstsein, Übergewicht und zu wenig Bewegung. Es gibt auch positiven Stress: Ein milder oxidativer Stress kann auch positiv wirken. Wir erleben ihn, wenn Lebenssituationen und Aufgaben uns zwar fordern und anstrengen, aber wir uns trotzdem oder sogar deshalb wohlfühlen und Spaß dabei haben. Diese Stressformen können dann auch eine Anpassung an die fordernde Situation einleiten. Wir sind dann »im Flow«, was bedeutet: Der milde Stress zeigt uns, dass wir aktiv am Leben teilhaben, dass wir gebraucht werden. Auch wenn es ein bisschen hektisch zugeht, sind wir doch im Großen und Ganzen mit unseren Umständen zufrieden. Negativer Stress, den wir nicht mehr kompensieren können, führt hingegen dazu, dass wir uns ausgebrannt und überfordert fühlen. Körperliche und psychische Krankheiten können die Folge sein.

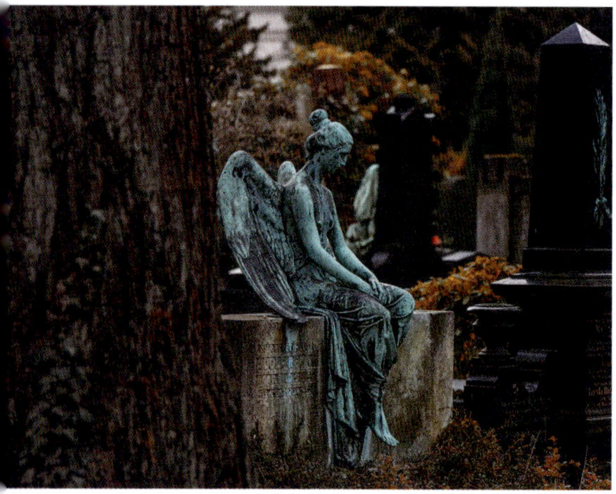

Auch Trauer kann Stress verursachen.

Ein sinkender Hormonspiegel lässt uns altern

Für die Anhänger der neuroendokrinen Theorie sind Hormone die Ursache für Alt oder Jung. Denn im Alter verändert sich die ursprüngliche Hormonlage. Sowohl beim Mann als auch bei der Frau sinkt vor allem die Konzentration der Geschlechtshormone – also Testosteron, Progesteron, Östradiol. Parallel nimmt aber auch die Produktion der sogenannten Leistungshormone ab. Eine wichtige Rolle beim Altern spielen demnach die Nebennierenrinden-Hormone wie das DHEA, das Zirbeldrüsen-Hormon Melatonin oder das Wachstumshormon Somatropin (HGH – Human Growth Hormone) des Hypophysenvorderlappens.

Die neuroendokrine Theorie ist übrigens die Grundlage für ein extrem boomendes Geschäft in den USA: die Hormongabe. Die These lautet: Nicht weil wir altern, sinkt der Hormonspiegel, sondern weil der Hormonspiegel sinkt, altern wir. Demnach altert man durch Aufnahme von genügend dieser Leistungshormone nicht beziehungsweise stellt sich sogar ein verjüngender Effekt ein – so die Schlussfolgerung. Tatsächlich lassen sich gewisse Erfolge nicht von der Hand weisen. Allerdings fehlen Langzeituntersuchungen, und Nebenwirkungen wie die Entstehung von Krebs sind nicht auszuschließen.

Die Erbmasse bestimmt unser Alter mit

Parallel zu den genannten Ansätzen besagt die Gentheorie, dass der Alterungsprozess zum Teil genetisch bedingt ist. Das haben Populations- und Zwillingsstudien gezeigt. Damit haben Menschen mit Eltern oder Großeltern, die ein stolzes Alter erreichen oder erreicht haben, eine hohe Wahrscheinlichkeit, ähnlich alt zu werden.
Von Bedeutung, so die Wissenschaftler, sei in diesem Zusammenhang das Enzym SGK-1, das lebensverlängernde Gene aktivieren kann. Diese bestimmen zwar nicht, wie alt ein Mensch wird, jedoch wie gut beispielsweise die körpereigenen Schutzsysteme gegen freie Radikale arbeiten.

ERSTE VERÄNDERUNGEN

Am frühesten und deutlichsten lässt sich das Altern anhand der Blutgefäße feststellen. Denn es gilt: Der Mensch ist so alt wie seine Gefäße! Von ihrem Zustand lassen sich konkrete und sichere Rückschlüsse ziehen, wie hoch das biologische Alter im Vergleich zum chronologischen Alter eines Menschen ist. Der Verlust der Geschmeidigkeit der Gefäße beginnt bereits mit 20 Jahren! Damit ist diese schleichende, jedoch irreversible Verhärtung die erste körperlich feststellbare Veränderung im Rahmen des Alternsgangs. Mit fortschreitendem Alter werden die Blutgefäße immer starrer und spröder – sie verlieren somit zunehmend ihre Fähigkeit, sich unterschiedlichen Blutdruckbelastungen anzupassen. Man spricht von einer Dysfunktion des Endothels, der Gefäßwände, woraus sich dann eine Arteriosklerose entwickeln kann. Dafür verantwortlich ist – wie für viele im Körper zu beobachtenden Veränderungsprozesse im Bindegewebe auch – die im Alter schwindende Zahl jener Zellen, welche die für die Wasserbindung erforderliche Hyaluronsäure produzieren. Hinzu kommt, dass sich mit der Zeit und vor allem bei ungesundem Lebenswandel die Schlagadern durch Ablagerungen von Cholesterin (Lipoproteine), Fettsäuren, komplexen Kohlenhydraten, Blutbestandteilen und Kalk, aber auch Bindegewebe »zusetzen« – die umgangssprachlich Arterienverkalkung genannte Atheromatose schreitet voran. Die Folgeerscheinungen solcher Gefäßveränderungen sind in der westlichen Welt mit beispielsweise Herzinfarkt oder Schlaganfall die häufigsten Todesursachen.

Die Blutgefäße verraten Ihr biologisches Alter

Gemessen an der Verfassung seiner Blutgefäße kann ein 60-Jähriger biologisch 20 Jahre jünger sein. Nämlich dann, wenn seine Arte-

IN WELCHEM ZUSTAND SIND IHRE GEFÄSSE?

Zwar lässt sich Ihre individuelle Gefäßsituation im Detail nur über eine Katheteruntersuchung sicher erfassen. Und eine solche veranlasst ein Arzt nur bei konkretem Verdacht auf eine Erkrankung. Doch zunächst gibt auch der Blutdruck einen ersten Eindruck von der Lage.
Wer es aber doch genauer wissen möchte, kann mit einer einfachen Ultraschalluntersuchung der Halsschlagadern – dem Carotis-Schall – deren Wanddicke bestimmen lassen. Eine verdickte Gefäßwand zeigt eine vorhandene, häufig aber noch rückbildungsfähige Arteriosklerose an. Gegenmaßnahmen sind in nahezu jedem Alter möglich und Erfolg versprechend! Die Kosten für die Untersuchung sind selbst zu zahlen (zwischen 50 und 80 Euro).

rien noch einigermaßen »sauber« und dehnungsfähig sind, wie bei einem 40-Jährigen. Das ist bei einem gesunden Lebenswandel nicht selten. Jedoch kann es sich bei ungesunder Ernährung, unmäßigem Genuss von Nikotin und Alkohol sowie chronischem Bewegungsmangel auch umgekehrt verhalten – dann zeigt der Gefäßtest eines 40-Jährigen ein biologisches Alter von 60.

ALTERSVERÄNDERUNGEN IN DEN EINZELNEN ORGANEN

Allgemein lässt sich feststellen, dass auch die Funktionen der meisten Organe nach der Vitalitätsspitze in den 20ern des menschlichen Körpers allmählich nachlassen. Das macht sich subjektiv bemerkbar beispielsweise in geringerer Bewegungsaktivität, reduzierter Muskelkraft und schwindender Ausdauerleistung. Hinzu kommen weitere Einschränkungen wichtiger Körperfunktionen.

Haut

Im Lauf der Jahre kommt es zu sogenannter Altershaut mit Trockenheit, Falten und Altersflecken. Warum? Weil mit der Zeit die Oberhautzellen und das Bindegewebe schwinden, kann die Haut nicht mehr so viel Feuchtigkeit speichern wie in jungen Jahren. Die Haut wird dünner, schlaffer und verliert an Elastizität. Das liegt auch an der verminderten Fett- und Schweißproduktion der Drüsen. Regenerationsprozesse lassen nach und Wunden heilen langsamer. Das hat vor allem hormonelle und immunologische Gründe. Denn die Produktion von Wachstums- und Geschlechtshormonen lässt ebenfalls nach, gleichzeitig erhöht sich die Ausschüttung von Stresshormonen wie Cortisol. Hinzu kommen die Alterung des Immunsystems und äußere schädigende Einflussfaktoren wie UV-Licht oder Ozon. Je länger man diesen ausgesetzt ist, desto schneller schreitet die sogenannte Lichtalterung fort. Und desto mehr steigt die

Gefahr, an Hauttumoren zu erkranken. Sie sind vorwiegend auf die mutagenen Effekte des UV-Lichts zurückzuführen.

Haare

Die Anzahl der Haarwurzeln nimmt ab. Bei Männern beginnt dieser Prozess unter Umständen schon ab 20. Die verbleibenden Haare wachsen deutlich langsamer. Und weil die Pigmentproduktion stagniert, werden die Haare zunehmend grau. Aufgrund der allgemeinen verminderten Fett- und Schweißproduktion findet auch auf dem Kopf und an den Haaren ein Austrocknungsprozess statt. Das Haar wird spröder und verliert an Glanz, Spannkraft sowie Elastizität.

Muskeln

Sowohl die Skelett- als auch die Herzmuskulatur verliert mit der Zeit eine gewisse Masse an Muskelfasern. Im Alter bis 30 machen die Muskeln etwa 45 Prozent des Körpergewichts aus. Wer nicht trainiert, bei dem reduzieren sie sich im Laufe des Alterns auf 25 Prozent. Ab 30 verliert der Mensch, wenn er nichts dagegen unternimmt, pro Jahrzehnt etwa drei Kilogramm Muskelmasse. Diese wird mehr und mehr ersetzt durch Fett und Bindegewebe. Ohne Gegenmaßnahmen verdoppelt sich dieser Anteil, gemessen am Körpergewicht, mit entsprechend negativen Folgen wie Bluthochdruck, Diabetes, Unfruchtbarkeit, orthopädischen Problemen, Arthrose, Gicht, Gallensteinen oder Herzinfarkt. Außerdem geht damit eine allgemein schwindende körperliche Kraft in Höhe von 35 bis 40 Prozent zwischen dem 20. und 80. Lebensjahr einher. Gleichzeitig betrifft dieser Abbau auch die Funktion der Herzmuskulatur und führt zu einer Reduktion der Herzfrequenz. Das heißt, der Puls sinkt aufgrund einer verminderten Herzschlagrate. Die Formel für den maximalen Herzschlag ist dementsprechend abhängig vom Alter und lautet: 220 minus Lebensalter.

Herz

Die Leistung unseres Lebensorgans Nummer 1 ist abhängig von der Kraft und Leistungsfähigkeit seiner Muskeln und seiner »Zuleitungen«, der Gefäße. Dass sich im Alternsgang die Muskelfasern im ganzen Körper verringern und die Arterien an Geschmeidigkeit verlieren und mit Plaque zusetzen, hat direkten Einfluss auf die Gesundheit des Herzens. Herz-Kreislauf-Erkrankungen sind in Deutschland deshalb die häufigste Todesursache (485 von 1000 Todesfällen).

Knochen

Der Knochen ist keine tote Substanz, sondern unterliegt einem ständigen Auf- und Umbau. Ein übermäßiger Abbau des Knochens ist vor allem aus dem Krankheitsbild der Osteoporose bekannt. Dabei handelt es sich um eine Erkrankung, bei der die Knochen porös werden und dadurch leichter brechen. Die in Deutschland recht weit verbreitete Erkrankung trifft vor allem Frauen, wenn im mittleren bis hohen Lebensalter durch hormonelle Veränderungen weniger Knochenmasse aufgebaut wird. Neben verschiedenen Vorerkrankungen können aber auch Bewegungsmangel und Fehlernährung zur Entstehung der Osteoporose beitragen.

Gelenke

Abgesehen von Knochenerkrankungen findet der natürliche Gelenkverschleiß vor allem aufgrund von Inaktivität, aber auch Fehlbelastungen statt. Dabei wird die elastische Knorpelschicht zwischen den Knochen, die Stöße und Belastungen abfedert, geschädigt. Heute sind oft jüngere Menschen betroffen, da Übergewicht und dramatischer Bewegungsmangel bereits im Kindes- und Jugendalter sehr verbreitet sind. Im Lauf des Älterwerdens degeneriert der Knorpel zusehends und verliert so seine Elastizität und damit seine Stoßdämpfereigenschaften. Die Gelenke verlieren regelrecht ihre »Schmierung«, weil zu wenig Synovialflüssigkeit produziert wird. Dafür mit verantwortlich ist der allgemeine Flüssigkeitsverlust im Gewebe, unter anderem aufgrund der abnehmenden Produktion der wasserbindenden Hyaluronsäure.

Gehör

Mit den Jahren entwickelt sich eine leichte bis schwere Altersschwerhörigkeit. Ursache ist die Verengung der Gehörgänge ab etwa 50. Das beeinträchtigt den Hörsinn für hohe Töne. Im Alltag zeigt sich das zum Beispiel daran, dass man mit 30 problemlos das Zirpen einer Grille und Vogelgezwitscher mit etwa 15 000 Hertz hören kann, mit 70 hat das Gehör für so hohe Töne deutlich abgenommen und man kann meist nur noch das Bellen eines Hundes mit 5000 Hertz wahrnehmen.

Augen

Etwa ab dem 50. Lebensjahr fällt das Zeitunglesen schwer. Das Sehen bei Nacht und auf Nähe ist beeinträchtigt. Die sogenannte Altersweitsichtigkeit wird hervorgerufen durch den Elastizitätsverlust der Augenlinse. Häufig kommt es ab circa 60 auch zu einer Trübung der Linse und damit zum grauen Star. Dem lässt sich mit einer Operation erfolgreich beikommen. Erhöht sich zudem der Augeninnendruck, weil das Augenkammerwasser nicht mehr ungehindert abfließen kann, erkrankt der Mensch am grünen Star.

Lungen

Das zentrale Organ unserer Atmung verliert an Elastizität und damit an Vitalitätskapazität. Das ist die Menge der Luft, die man einatmen kann – sie liegt in jungen Jahren bei bis zu 5,5 Litern und nimmt ab 40 ab. Grund ist die nachlassende Dehnungsfähigkeit der Lunge. Weil zum einen die elastischen Fasern der Lunge verloren gehen und zum anderen die Rippenknorpel zusehends verknöchern, kann man im Alter nicht mehr so tief Luft holen. Wer die Lunge nicht trainiert, dem stehen mit 70 Jahren nur noch 50 Prozent der Kapazität eines 20-Jährigen zur Verfügung. Die daraus resultierende allgemein geringere Versorgung mit Sauerstoff im Alter schwächt Körper und Geist.

Weitere Organe

Es gibt rückbildende Prozesse in Leber, Nieren und Milz. Das heißt, die Organe sind nicht mehr so leistungsfähig und ihre optimale Funktion geht nach und nach verloren.

Gehirn (Zentrales Nervensystem)

Mit 21 Jahren erreicht das menschliche Gehirn sein maximales Gewicht (im Durchschnitt 1400 Gramm beim Mann, 1250 Gramm bei der Frau). Bis zum 80. Lebensjahr reduziert sich das Gewicht um 20 Prozent. Grund ist unter anderem das Absterben der Nervenzellen und ihrer Schutzhüllen (Myelin) – täglich bis zu 50 000 –, was die Reduktion kognitiver und psychomotorischer Leistungen zur Folge hat. Zwar bleiben Konzentration und Sprache im Alternsgang fast immer erhalten. Doch lassen bereits ab dem 25. Lebensjahr Gedächtnis und die allgemeine Leistungsfähigkeit des Gehirns nach; beeinträchtigt sind häufig Orientierung, Lernfähigkeit, Urteilsvermögen. Auf der kognitiven Ebene treten vor allem ein Verlust an emotionaler Kontrolle, von Motivation sowie eine Veränderung des Sozialverhaltens auf (Vereinsamung, Wunderlichkeit im Alter). Die gute Nachricht: Sie können etwas dagegen tun! Denn es sind die Verbindungen zwischen den Gehirnzellen (Synapsen), die den Geist jung halten. Durch entsprechende Übungen und Maßnahmen können Sie täglich neue bilden – auch noch im hohen Alter von über 100 Jahren.

Aber auch der Lebenswandel hat Einfluss auf die Hirnfitness. Schädliche Faktoren wie Nikotin und Stress schädigen das zentrale Nervensystem nachhaltig und können Merkfähigkeit, Erinnerungsfähigkeit sowie die Funktion der Sinnesorgane (Ohren, Nase, Mund und Augen) herabsetzen. Dadurch beeinträchtigt sind unter Umständen auch Teile der Bewegungssteuerung, Aufmerksamkeit, Reaktionsfähigkeit und Koordinationsfähigkeit. Deshalb funktionieren das Autofahren und Multitasking, aber auch längeres Zuhören im hohen Alter nicht mehr so gut.

Immunsystem

Auch das Immunsystem altert. Daher erkranken ältere Menschen häufiger und oft schwerer an Infekten, unter anderem, weil sich der Thymus zurückbildet. Das ist ein wenig bekanntes Organ, welches unter dem Brustbein liegt und die Funktion der T-Zellen prägt. Bereits in der dritten Lebensdekade verschwindet der Thymus fast völlig, wodurch weniger spezifische Immunzellen vorhanden sind. Das Alter geht zudem mit einem leicht ansteigenden Entzündungszustand einher, welcher mit dem Begriff »Inflammaging« beschrieben wird (ein Kunstwort aus Inflammation = Entzündung und Aging).

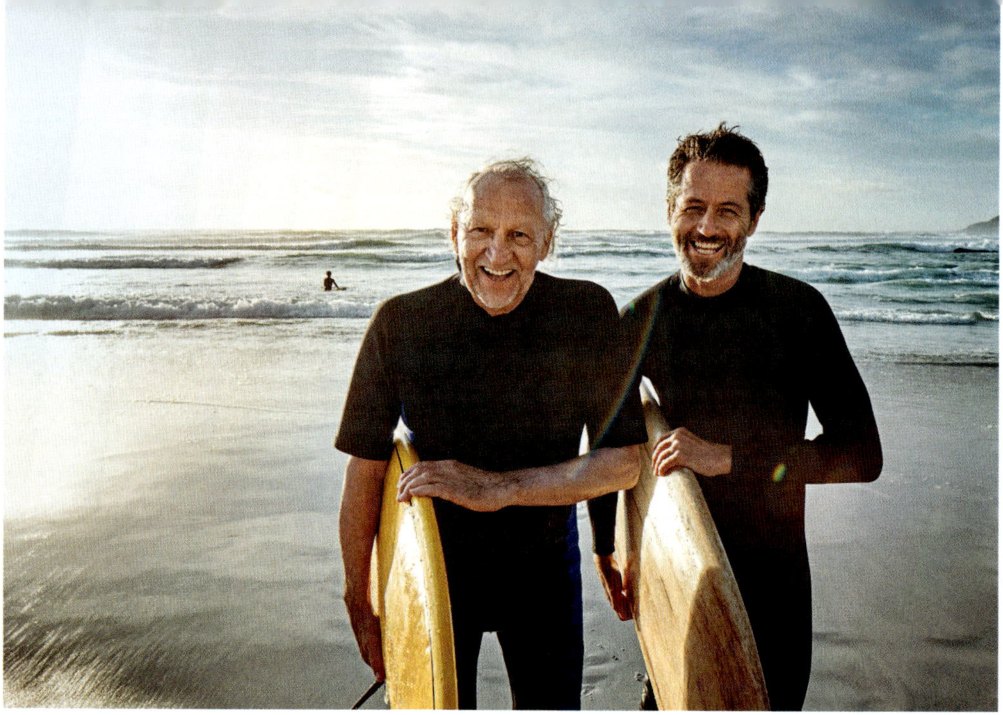

DIE ROLLE VON MYOKINEN IM MUSKEL

Myokine sind hormonähnliche Botenstoffe, die in Muskelzellen gebildet und dann aus der Muskulatur ausgeschüttet werden. Diese Prozesse nehmen bei Muskelkontraktionen, wie sie bei Aktivitäten und im Sport stattfinden, signifikant zu. Für viele Myokine konnten gesundheitliche Wirkungen gezeigt werden, wie zum Beispiel regulierende und antientzündliche Effekte auf das Immunsystem, die Mobilisation von Fettsäuren aus dem Fettgewebe oder Schutzwirkungen auf das Herz.

MUSKELAKTIVITÄT UND WAS SIE BEWIRKT

Forscher haben schon lange vermutet, dass der Muskel nicht nur über Nervenbahnen mit dem Rest des Körpers kommuniziert. Denn irgendwie müssen andere Organe, wie zum Beispiel die Leber und das Fettgewebe, ja wissen, wann der Muskel aktiv ist und Brennstoff für die Muskelarbeit braucht. So entdeckte man vor ungefähr 20 Jahren, dass aus der kontrahierenden Muskulatur zahlreiche Botenstoffe ins Blut freigesetzt werden, die in diversen Organen und Geweben Signale verbreiten. Dafür bedurfte es aufwendiger Experimente, die bewiesen, dass die Signalmoleküle tatsächlich aus dem Muskel kommen. Dazu wurden die Konzentrationen dieser Signalstoffe im Blut gemessen, das in den Muskel hineinfließt, und im Blut, das den Muskel verlässt. So wurde das Konzept der Myokine entwickelt, und bis heute sind mehrere Hundert dieser Botenstoffe beschrieben. Es handelt sich um hormonähnliche Substanzen, die im Muskel selbst wirken, aber auch über das Blut in alle Regionen des Körpers verteilt werden. Sie werden mit ganz vielen gesundheitlich positiven Wirkungen in Verbindung gebracht und werden besonders stark dann ausgeschüttet, wenn der Muskel aktiv ist.

Mit anderen Worten: Sie werfen Ihre Myokin-Maschinerie richtig an, wenn Sie Sport machen.

Mut und Selbstvertrauen können mit den Lebensjahren stärker werden.

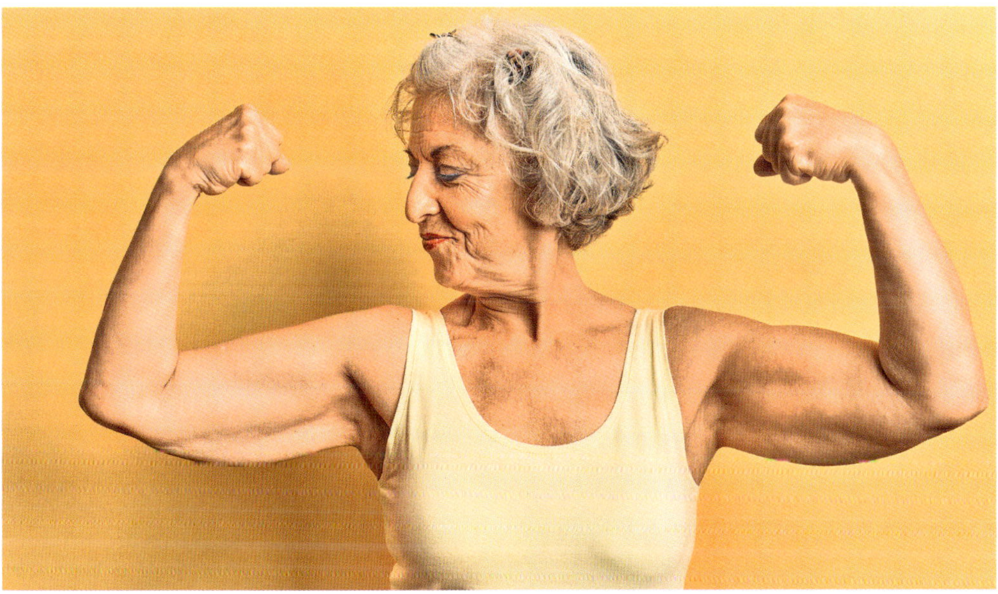

KOMMUNIKATIONSACHSEN IM KÖRPER

Sobald der Muskel im Sport beginnt, sich rhythmisch zu kontrahieren, werden zahlreiche Myokine in den Muskelfasern gebildet und ins Blut freigesetzt. Zielorgane sind die Muskeln selbst, aber auch Gehirn, Fettgewebe, Knochen und die Haut.

Durch körperliche Aktivität und besonders durch Muskelkontraktion werden Myokine in den Körper freigesetzt. Diese hormonähnlichen Substanzen entfalten ihre weitestgehend gesundheitlich positiven Wirkungen in verschiedenen Organen. Zum einen adressieren sie den Muskel selbst und führen zu zahlreichen Anpassungen, die den Muskel wachsen lassen oder leistungsfähiger machen. Zum anderen erreichen die Myokine über das Blut viele andere Organe, wie das Herz, das Gehirn, die Knochen, das Immunsystem, die Bauchspeicheldrüse, die Haut oder das Fettgewebe.

Die Grafik zeigt beispielhaft die Kommunikationsachsen der Myokine IL-6 und IL-15, Irisin, Musclin sowie BDNF hin zu Körperorganen und zum Immunsystem.

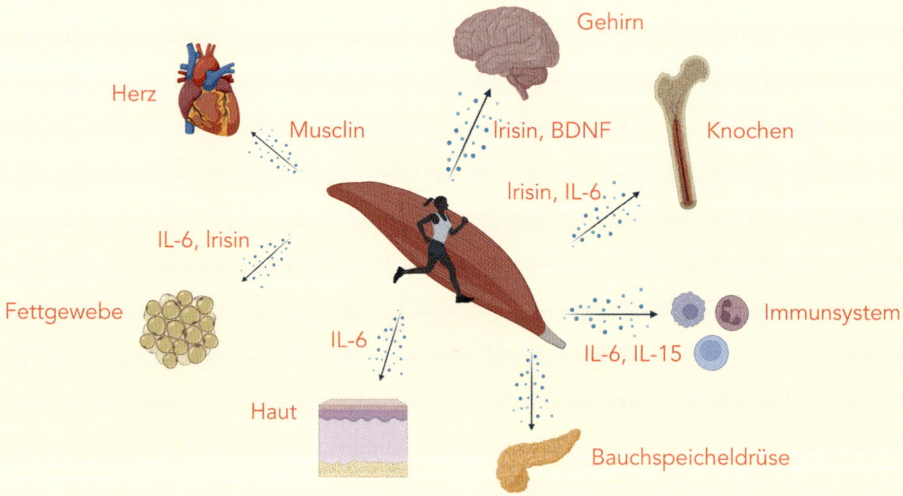

WIRKUNGSBEREICHE

Auf Basis der Myokine wurden bis heute zahlreiche Kommunikationsachsen im Körper definiert, wie die Muskel-Gehirn-Achse, die Muskel-Leber-Achse und viele mehr, die sich stetig über Signale austauschen – bei Aktivität ebenso wie bei Inaktivität. Ein erster Wirkungsbereich der Myokine liegt im Muskel selbst. Fängt der Muskel an zu kontrahieren, werden Botenstoffe aus den Muskelfasern freigesetzt, die ihn auf Aktivität einstellen. Dazu werden die Schleusen für Glukose und Fette in den Muskel geöffnet und der Muskel für deren Aufnahme sensibilisiert. Für den gesamten Körper bedeutet das eine verbesserte Umsetzung von Kohlenhydraten und einen erhöhten Fettstoffwechsel.

Gesundheitlich hilft dies, die Blutfettwerte positiv zu regulieren und Körperfett zu mobilisieren. Auch der Entwicklung von Erkrankungen, wie Diabetes Typ 2 oder Fettleibigkeit, wirken solche Prozesse entgegen.

Zu den Myokinen, die hier zentral wirken, gehört das Interleukin-6 (IL-6). IL-6 wurde als eines der ersten Myokine beschrieben und umfangreich erforscht. Aus dem Muskel freigesetztes IL-6 hat vielfältige Wirkungen im ganzen Körper, steuert aber auch die beschriebenen Prozesse im Muskel mit.

IL-6 sorgt für den Einbau von Transportkanälen in die Muskelzellmembran, den Glukosetransporter und Transporter für Fette, und legt Schalter innerhalb der Muskelzelle zu einem erhöhten Stoffwechsel um. So bleibt der Muskel leistungsfähig und der Körper verbrennt energiereiche Substrate.

Besonders moderater Ausdauersport setzt IL-6 frei und induziert die beschriebenen Glukose- und Fettstoffwechselprozesse im Muskel.

Auch gesundheitlich wertvolle Anpassungen an regelmäßige Aktivität werden durch Myokine vermittelt. So setzt der kontrahierende Muskel die Myokine LIF und Decorin frei, welche noch nicht ausdifferenzierte Muskelzellen, die Satellitenzellen, aktivieren. Satellitenzellen sind Muskel-Vorläuferzellen, die durch die Myokine erst zu echten Muskelzellen werden und dadurch zum Wachstum des Muskels, fachlich als Hypertrophie bezeichnet, beitragen können. Sowohl Kraft- als auch Ausdauertraining setzen diese Botenstoffe des Muskelwachstums frei und sorgen dafür, dass der Muskel sich seinen höheren Leistungsanforderungen anpassen muss.

Nicht nur die Hypertrophie wird durch Myokine stimuliert. Es wurden Myokine identifiziert, die für die Bildung neuer Kapillarblutgefäße und Mitochondrien in den Muskelzellen mit verantwortlich sind.

Bei den Letzteren handelt es sich um die Orte der aeroben Energieproduktion, also der Energieproduktion unter ausreichend Sauerstoffverfügbarkeit. Das trifft zum

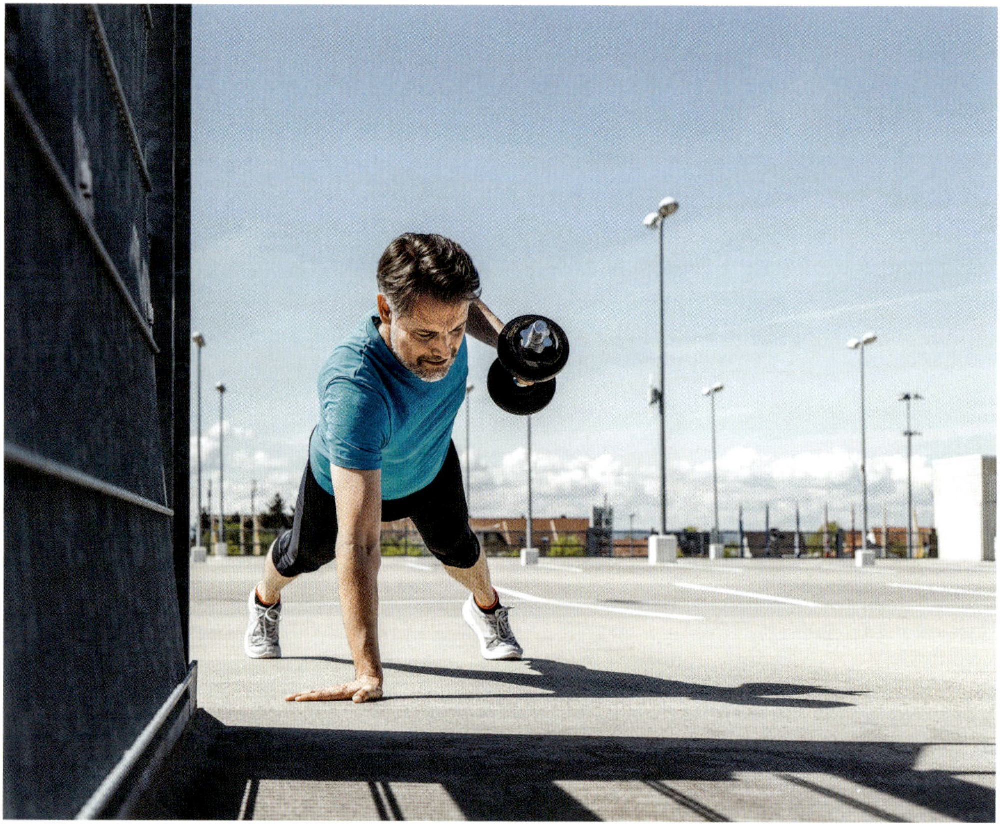

Ihr Krafttraining können Sie auch an ungewöhnlichen Orten absolvieren.

Beispiel für den Kohlenhydratstoffwechsel bei längeren Ausdauerbelastungen und auch für die Fettverbrennung zu. Je mehr Mitochondrien und Kapillargefäße, desto effizienter kann hier Bewegungsenergie erzeugt werden.

Auch das Myokin Interleukin-15 (IL-15) ist an der Anpassung der Muskulatur beteiligt. Das Interessante an diesem Myokin ist, dass es besonders bei Krafttraining durch die Typ-II-Fasern des Muskels (siehe **Seite 13 ff.**) produziert wird.

Hierbei kann es für Anpassungsvorgänge sorgen, welche die Leistungsfähigkeit erhöhen und gleichzeitig eine einsetzende Ermüdung verzögern.

MYOKINE: DIE ALLESKÖNNER AUF EINEN BLICK

Sie sehen komplizierter aus, als sie sind – die nicht gerade eingängigen wissenschaftlichen Namen und Abkürzungen. Welcher Schatz für die Gesundheit sich dahinter verbirgt, erfahren Sie hier in der Übersicht kurz und präzise.

IL-6

Eines der wichtigsten Myokine. Es wird vor allem bei Ausdauertraining freigesetzt und hat zahlreiche Wirkungen auf den Stoffwechsel. Es kann Fette aus dem viszeralen Bauchfett mobilisieren und wirkt positiv regulierend auf das Immunsystem.
Kürzlich wurde ein schützender Effekt des IL-6 auf die Beta-Zellen der Bauchspeicheldrüse, die das wichtige Hormon Insulin produzieren, sowie gegen Tumorerkrankungen beschrieben.

IRISIN

Irisin ist ein muskulärer Botenstoff, der im Sport freigesetzt wird. Es wirkt vor allem auf das Gehirn und darüber hinaus schützend auf die Nervenzellen. Irisin ist in der Lage, die Umwandlung von weißem zu braunem Fettgewebe zu stimulieren. Das bedeutet, dass aus weißen Fettzellen, die ein reiner Speicher für Fette im Körper sind, braune Fettzellen werden, die durch Wärmeproduktion den eigenen Stoffwechsel ankurbeln (mehr dazu auf Seite 40 ff.).

IL-15

Dieses Myokin wird vor allem durch Krafttraining, aber auch durch Ausdauertraining freigesetzt. Im Muskel sorgt es für einen besseren Stoffwechsel und regt die Bildung von Mitochondrien an. Gleichzeitig stärkt es die Funktion zahlreicher Immunzellen, etwa der natürlichen Killerzellen, die wichtig sind für die Virusabwehr und hemmend auf die Ent-

Auch das Hautbild profitiert vom Muskeltraining.

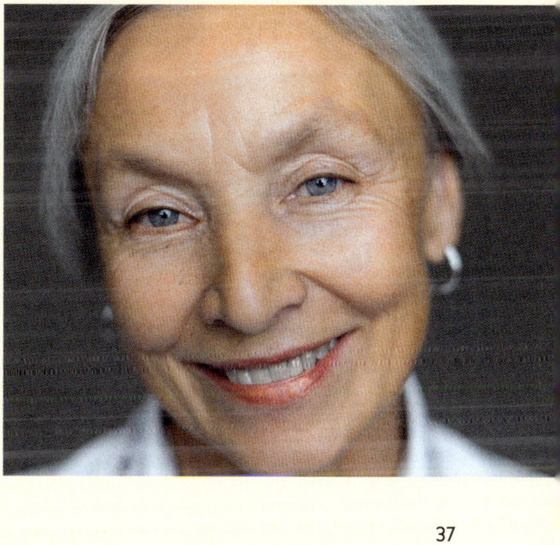

stehung von Tumoren wirken. IL-15 scheint auch ein positiveres Hautbild zu induzieren.

BDNF

BDNF steht für »Brain-Derived Neurotrophic Factor«. Das Myokin kommt aus den Nervenzellen des Gehirns, aber auch aus dem Muskel. Es kann neue Nervenzellen (Neurogenese) und Nervenverbindungen, die Synapsen, bilden und wirkt darüber hinaus schützend auf Neuronen. Besonders viel BDNF wird bei Ausdauertraining freigesetzt, vor allem auch bei Intervalltraining. Dabei handelt es sich um kurze, intensivere Belastungen, die immer wieder von kurzen Pausen unterbrochen werden.

MUSCLIN

Musclin wird vom kontrahierenden Muskel und auch ständig vom gut trainierten Muskel freigesetzt. Es wirkt stärkend auf das Herz und schützt es im Alter. Umgekehrt reduziert ein durch einen inaktiven Lebensstil ausgelöster Muskelschwund das Musclin im Blut.

LIF UND DECORIN

LIF steht für »Leukaemia Inhibitory Factor«. Dieses Myokin wird lokal im Muskel freigesetzt und fördert das Muskelwachstum selbst und auch die Regeneration des Muskels. Decorin wird vor allem durch Krafttraining freigesetzt und ist auch für das Muskelwachstum mitverantwortlich.

Entspannung zwischendurch ist wichtig, so können sich Körper und Seele regenerieren.

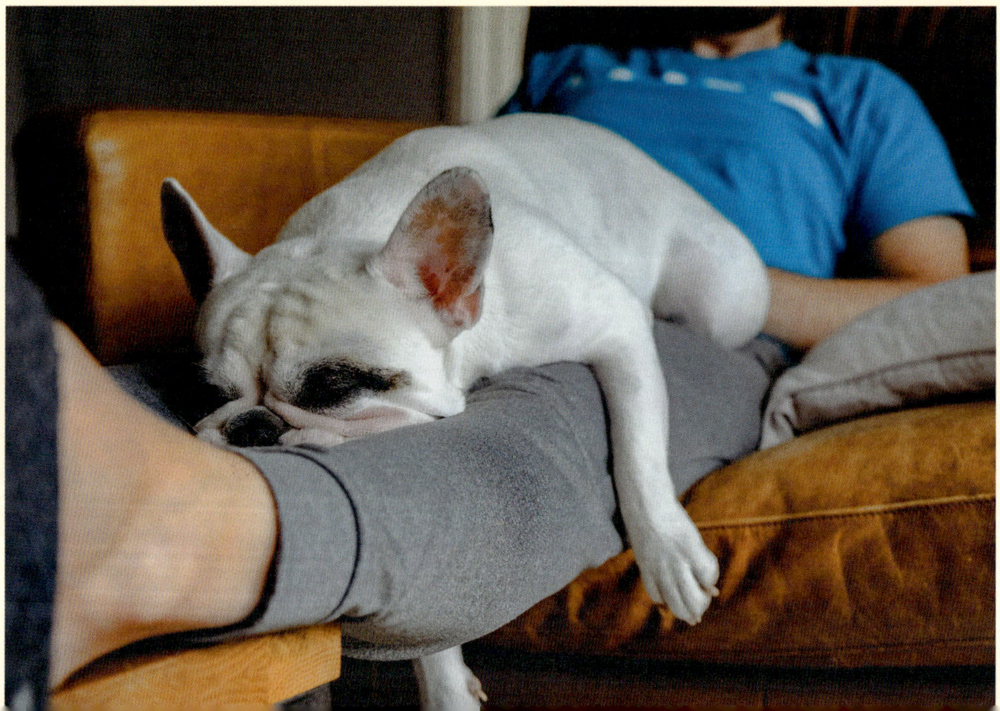

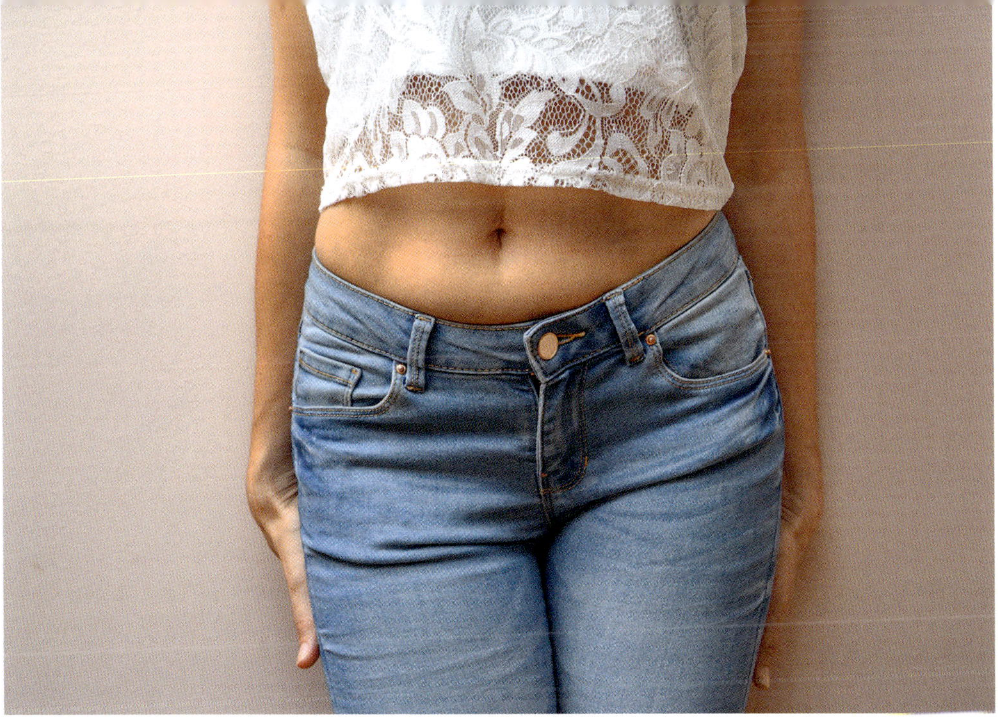

DIE ROLLE VON MYOKINEN IM KÖRPER

REGULIERUNG DES FETTGEWEBES

Ein besonders intensiver Austausch mittels Myokinen findet zwischen der Muskulatur und dem Fettgewebe statt. Dies ist zunächst wesentlich darauf zurückzuführen, dass der Muskel unter länger andauernder Belastung auf Fette als Energieträger angewiesen ist. Der Muskel signalisiert auch hier, unter anderem über IL-6, dass Treibstoff und Energie zur Kontraktion benötigt werden. Dieser Mechanismus wird umso stärker, je mehr Glukose im Muskel bereits verbrannt wurde.

Besonders effektiv wirkt das IL-6 auf das gesundheitsrelevante viszerale Fettgewebe. Dabei handelt es sich um das Körperfett unter den Bauchmuskeln und zwischen den inneren Organen. Dieses Fettgewebe ist hochgradig

Sportliche Aktivitäten setzen IL-6 frei und signalisieren damit den Abbau von Viszeralfett.

relevant für die Entwicklung von Herz-Kreislauf-Erkrankungen, weil es Entzündungsbotenstoffe, sogenannte inflammatorische Zytokine, produziert. Auch hängen schlechte Blutfettwerte, wie ein hohes LDL, oftmals mit dem Vorhandensein von viel viszeralem Fett zusammen.
Dieses Risikofett baut sich über IL-6 vor allem bei moderatem Ausdauersport ab, wie Walking, Nordic Walking, Radfahren oder Jogging. Hier bilden sich besondere Effekte bei Belastungsdauern von mehr als 30 Minuten ab, da der Körper schrittweise stärker in die Fettverbrennung übergeht. Einige jüngere Studien weisen darauf hin, dass IL-6 sogar Einfluss auf den Appetit hat. So sorgt die sportbedingte Freisetzung von IL-6 auch dafür, übermäßigen Appetit zu reduzieren und so Kalorien einzusparen.

»Böses Fett« – das Bauchfett

Das Bauchfettgewebe, also das viszerale Fett, ist gesundheitlich problematisch, da es Entzündungsfaktoren produziert. In einer Studie konnte gezeigt werden, dass bei übergewichtigen Probandinnen, die ein 12-wöchiges Ausdauertraining auf dem Fahrradergometer durchführten, das Bauchfett signifikant abgebaut wurde. In einer Gruppe, die ebenfalls Sport trieb und in der das IL-6 durch ein Medikament gleichzeitig gehemmt wurde, fand dagegen keine Reduktion des Bauchfettes

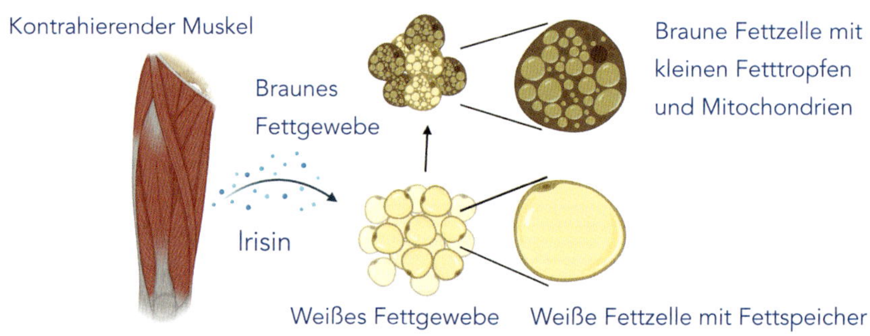

Muskelkontraktion setzt das Myokin Irisin frei. Der Botenstoff bewirkt, dass weißes Fettgewebe in braunes umgewandelt wird, das selbst stoffwechselaktiv ist. Es besitzt viele Mitochondrien und kleine Fetttropfen, in denen das gespeicherte Fett in Wärme umgewandelt werden kann. So erhöht sich mit dem Vorhandensein von braunem Fett der Energieumsatz des Menschen.

statt. So konnte geschlussfolgert werden, dass IL-6 den Abbau des Bauchfettes im Sport beeinflusst.

Weißes und braunes Fettgewebe

Weitere Myokine, wie das Irisin, beeinflussen direkt die Struktur und Funktionsweise des Fettgewebes. Aus anatomischer Sicht werden zwei spezialisierte Arten von Fettgewebe unterschieden, das weiße Fettgewebe (WAT = White Adipose Tissue) und das braune Fettgewebe (BAT = Brown Adipose Tissue). Ersteres ist das Fettgewebe, das wir allgemein kennen – es bildet viszerales Bauch- und Hüftfett sowie Unterhautfettgewebe. Hier ist es hauptsächlich für die Speicherung überschüssiger Energie verantwortlich.

Das braune Fettgewebe ist erst vor einigen Jahren genauer beschrieben worden. Während Säuglinge noch vermehrt BAT am ganzen Körper aufweisen, bildet es bei Erwachsenen etwa 10 Prozent des Körperfettes und beschränkt sich auf die Nackenregion sowie Vorkommen zwischen den Organen.

Während die Zellen des WAT eine große Blase zur Speicherung von Fett haben, weisen Zellen des BAT viele kleine solcher Fettspeicher auf, die in unmittelbarer Umgebung einer großen Zahl von Mitochondrien liegen. Die Mitochondrien sorgen auch für die bräunliche Farbe des Gewebes. Das bedeutet, dass in den Fettzellen des braunen Fettgewebes selbst sehr viel Energie umgesetzt wird. Da Fettgewebe aber nicht wie Muskeln kontrahieren können, haben sie eine andere Aufgabe: Sie erzeugen Wärme. Die Wärmeproduktion wird durch das Eiweiß Uncoupling Protein 1 (UCP-1) möglich, das dazu beiträgt, Energie in Form von Wärme umzusetzen. Der Fachbegriff hierfür lautet Thermogenese.

Für die Wissenschaft und die Medizin ist dieser Prozess hochinteressant, da er in der Therapie von Übergewicht und Adipositas

GESUNDHEITLICHE PERSPEKTIVEN

Früher dachte man, dass braunes Fettgewebe nur bei winterschlafenden Tieren und bei menschlichen Neugeborenen vorkommt. Diese haben im Vergleich zum Erwachsenen eine größere Körperoberfläche im Verhältnis zum Volumen und sind daher stärker von einer Auskühlung bedroht. Heute weiß man, dass es auch bei erwachsenen Menschen vorhanden ist.

Weil das Fett und die Mitochondrien in diesem Gewebe Wärme erzeugen und so Energie verbrauchen, wird angenommen, dass braunes Fettgewebe gesundheitlich wertvoll ist, da es überschüssige Fettpolster einfach als Wärme verbrennen kann. Das eröffnet Perspektiven im Kampf gegen Übergewicht und Diabetes Typ 2.

eingesetzt werden kann. Menschen mit Übergewicht können vom BAT profitieren, da überschüssige Energie nicht als Fett gespeichert wird, sondern über Wärme abgegeben wird. Es gibt derzeit viele Forschungsarbeiten, die versuchen, über Medikamente die Bildung von braunem Fettgewebe zu erreichen. Bisher ist dies noch nicht gelungen, sodass der Sport derzeit die einzige Möglichkeit darstellt.

Myokine, die beim Sport freigesetzt werden, können dazu beitragen, weißes Körperfett in braunes Fettgewebe umzuwandeln. Das Myokin Irisin wird bei moderatem Ausdauertraining ins Blut freigesetzt und bindet sich an Rezeptoren des weißen Fettgewebes. Dort induziert es ein »Browning« des weißen Fettgewebes durch die Bildung von Mitochondrien und der UCP-Eiweiße. Sportliche Menschen – zum Beispiel Schwimmer – zeigen teilweise sogar längerfristig erhöhte Irisinspiegel im Blut. Besonders wirksam scheinen intensivere Ausdauer-Intervallbelastungen für die Freisetzung von Irisin zu sein. Das bedeutet:

Rhythmische Wechsel zwischen kurzen intensiven Ausdauerprogrammen, unterbrochen von kurzen Pausen, setzen optimaler Irisin frei als moderate kontinuierliche Ausdauerbelastungen.

Auch das Myokin IL-15 ist an dem Prozess beteiligt. Interessant ist an diesem Botenstoff, dass er auch durch Krafttraining freigesetzt wird. IL-15 wirkt an verschiedenen Stellen im Körper und sorgt auch für die Bildung von Mitochondrien im Fettgewebe, ist also auch am Browning des weißen Fettgewebes beteiligt. Gleichzeitig baut es durch die verbesserte Nutzung von Fetten im Stoffwechsel weißes Fettgewebe ab.

WIRKUNG AUF DIE KNOCHEN

Skelettmuskeln und Knochen bilden eine funktionelle Einheit, da der Muskel über die bindegewebigen Sehnen im Knochen verankert ist. Jede Kontraktion des Muskels wirkt auf den Knochen, wodurch Muskeln Bewegungen und auch Stabilität erzeugen können: Die mechanische Kraft, die durch den Muskel auf den Knochen wirkt, macht den Knochen stabiler. Der Knochen ist nämlich keine tote Masse, sondern gut durchblutet, und wird durch Knochenzellen ständig umgebaut. Während in der ersten Lebenshälfte Aufbauprozesse überwiegen, dominieren in der zweiten Lebenshälfte abbauende Prozesse. Inaktivität sowie die Hormonveränderungen der Wechseljahre begünstigen verstärkt abbauende Prozesse. Jeder durch unsere Muskeln verursachte Kraftreiz stärkt und stabilisiert die Knochenmasse.

Dazu trägt zunächst die Mechanotransduktion bei, die reine Kraftübertragung der Muskelkontraktion auf den Knochen. Weiterhin wurden mehrere Myokine identifiziert, die durch Bewegung freigesetzt den Knochen stärken können. Die bereits genannten Myokine IL-6 und Irisin tragen gemeinsam mit Wachstumsfaktoren zu einem verbesserten Knochenstoffwechsel bei und fördern die Mineralisierung und damit Aushärtung der Knochensubstanz. Stoffwechselförderung für die Knochenzellen wird dabei vor allem durch Ausdauertraining erreicht, während Krafttraining die Knochenstabilität positiv beeinflusst.

WIRKUNG AUF DIE ORGANE

Myokine haben auch auf innere Organe einen positiven Einfluss. Für das IL-6 konnte gezeigt werden, dass auch der Darm und die Bauchspeicheldrüse von einer sportinduzierten Freisetzung profitieren. Die Insulinproduktion wird positiv reguliert, sodass der Kohlenhydratstoffwechsel den Anforderungen entsprechend funktioniert. Dies könnte ein wesentlicher Schutzfaktor vor Typ-2-Diabetes sein. Die Beta-Zellen der Bauchspeicheldrüse sind die Zellen, die das blutzuckersenkende Hormon Insulin produzieren und ins Blut ausschütten. Das Myokin IL-6 scheint eine gewisse Schutzfunktion für diese Zellen darzustellen und sogar deren Vermehrung anzuregen. Entsprechend robuster können die Zellen daher möglichen Schädigungen gegenüber sein, die sich zum Beispiel bei der Entwicklung eines Diabetes einstellen. Es ist nicht übertrieben, zu sagen, dass Myokine die Resilienz des Körpers gegen Störungen des Stoffwechsels stärken.

BEDEUTUNG FÜR DAS GEHIRN

Bereits seit Langem ist bekannt, dass ein aktiver Lebensstil mit einer besseren Leistung des Gehirns bis ins hohe Alter verbunden ist. Die hier wirkenden Mechanismen wurden aber erst in den vergangenen Jahren genauer beschrieben. Vor allem das Irisin und der Wachstumsfaktor BDNF (siehe **Seite 38**) bilden wesentliche Faktoren der Muskel-Hirn-Achse. Beide Myokine besitzen nämlich Rezeptoren an Nervenzellen und sind daher in der Lage, Signale an das Gehirn zu geben. Werden vermehrt beide Botenstoffe durch Bewegung ausgeschüttet, hat dies Folgen für die Struktur und die Leistung des Gehirns. Sie fördern die Neurogenese, also die Entstehung neuer Nervenzellen im Gehirn. Besonders für den Hippocampus, der eine Art Arbeitsspeicher des Gehirns und Schnittstelle zwischen Kurz- und Langzeitgedächtnis darstellt, ist die lebenslange Bildung von Nervenzellen nachgewiesen worden.
Hier wirkt vor allem BDNF auf eine erhöhte Bildungsrate von Nervenzellen und auch auf die Bildung von mehr Nervenverbindungen, die Synaptogenese. Irisin ist wohl an beiden Prozessen mitbeteiligt, stellt aber darüber hinaus noch einen Schutzfaktor vor Demenzerkrankungen dar. Zwar haben altersbedingte

Demenzerkrankungen vielfältige Ursachen, können aber durch Lebensstilfaktoren modifiziert und eventuell hinausgezögert werden. Hier scheint die sportinduzierte Irisinfreisetzung einen möglichen Einfluss zu nehmen, weil sie der Ablagerung der amyloiden Plaques (Eiweißfragmente) bei der Alzheimererkrankung entgegenwirkt. Beide Faktoren, sowohl BDNF als auch Irisin, werden vor allem durch Ausdauertraining freigesetzt, auch durch Intervalltraining (siehe **Seite 81**). Doch auch ein aktiver Alltag hat in vielen Studien bereits positive Effekte auf BDNF und die Gehirn- und Lernleistung gezeigt.

In einer Studie aus der Zeitschrift »Nature Metabolism« aus dem Jahr 2021 konnte gezeigt werden, dass Irisin durch den kontrahierenden Muskel freigesetzt wird und positiv auf die Gedächtnisleistung und die Hirnstruktur wirkt. In Mäusen, die genetisch verändert eine Alzheimerkrankheit bekamen, konnte der Bildung der Alzheimerplaques und dem Verlust des Gedächtnisses durch Sport wie auch durch die reine Gabe von Irisin effektiv entgegengewirkt werden. Letzteres funktionierte allerdings bisher nur bei Mäusen. Doch dem Menschen bleibt immerhin eine Produktion von Irisin durch Sport.

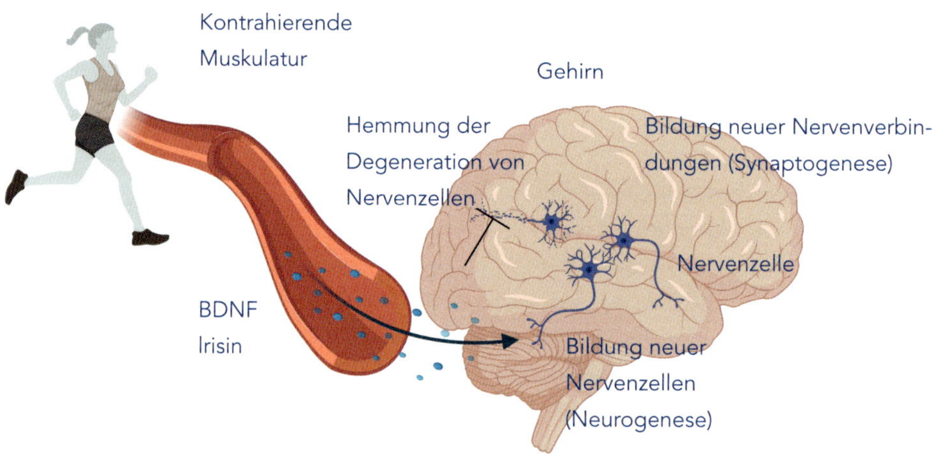

Die kontrahierende Muskulatur setzt Botenstoffe wie BDNF und Irisin frei. Im Gehirn haben sie positive Auswirkungen auf die Struktur und auf Funktionen wie das Lernen. So geben sie Signale für die Bildung neuer Nervenzellen (Neurogenese) und die Verknüpfung von bereits vorhandenen (Synaptogenese). Bei älteren Menschen scheinen die Botenstoffe den altersbedingten Abbau von Nervenzellen zu hemmen – eine wertvolle Vorbeugung gegen Altersdemenz.

MYOKINE UND DAS HERZ-KREISLAUF-SYSTEM

Dass auch Skelettmuskeln mit dem Herzen interagieren und es schützen, haben einzelne Studien der vergangenen Jahre gezeigt. Das Myokin Musclin wird in Ruhe und bei Bewegung vom Muskel gebildet und ins Blut freigesetzt, wodurch es auch zum Herzen gelangt. Im Herzen selbst, das ja auch ein Muskel ist, wird es aber nicht gebildet. Musclin stärkt dort die Kraft der Herzmuskelzellen und verhindert die Ablagerung von fibrösem Bindegewebe. Dieses Bindegewebe lagert sich im Alterungsprozess vermehrt im Herzmuskel ein und schwächt dessen Fähigkeit, sich zusammenzuziehen (Kontraktilität), was entsprechend durch Musclin verhindert wird. Liegt bei Patienten eine Herzschwäche vor, haben sie reduzierte Musclin-Levels. Je stärker der Muskelabbau bei diesen erkrankten Patienten, desto stärker auch der Schwund von Musclin. Wird dann der Musclin-Status erhöht, konnte in Experimenten auch eine Verbesserung der Herzleistung erreicht werden. Man geht davon aus, dass regelmäßig trainierte Muskulatur über die Freisetzung von Musclin zur Herzgesundheit beiträgt. Viele Herz-Kreislauf-Erkrankungen entwickeln sich gar nicht primär über eine Schädigung des Herzens selbst, sondern über Veränderungen der Blutgefäße. Durch Alter und eine ungesunde Lebensführung können diese an Elastizität verlieren und sich krankhafte Veränderungen der Arterien ausbilden, sodass entzündliche Prozesse in der Gefäßwand zu einer Arteriosklerose führen. Das Myokin mit dem Namen Follistatin-like 1 (FSTL1) wird bei Belastung vor allem von Typ-II-Fasern des Muskels und vom Herzmuskel selbst abgegeben. Neben einer gewissen herzschützenden Wirkung bewahrt es auch die Gefäßwände vor Schäden und Dysfunktionen, fördert deren Flexibilität und kann sogar den Stoffwechsel des Herzens positiv beeinflussen. Eine Studie zum Botenstoff Musclin konnte zeigen, dass verkümmerte, kleine und schwache Skelettmuskeln die Blutwerte von Musclin reduzieren. Dies wirkte sich auch negativ auf die Herzfunktion aus. In Mäusen, die durch eine genetische Veränderung zu wenig Musclin bilden, zeigt sich diese Schwäche des Herzens ebenfalls. Umgekehrt profitiert das Herz, wenn vermehrt Musclin im Muskel gebildet wird und über das Blut zu den Herzmuskelzellen gelangt. Die Herzmuskelzellen können dann kraftvoller kontrahieren und mehr Blut in den Körper pumpen. Da chronische Herzschwäche eine der häufigsten Todesursachen in Deutschland ist, hat der Botenstoff möglicherweise medizinisch große Bedeutung.

WEITERE WIRKUNGEN

- **Haut:** Der Alterungsprozess geht mit einer Verschlechterung der Hautstruktur und Hautfunktion einher, was sich zum Beispiel in einer reduzierten Barrierefunktion und Wundheilung zeigt. Man nimmt an, dass die Ursache für diese Veränderung mit einem verschlechterten Stoffwechselgeschehen zusammenhängt. Einige Studien bestätigten eine durch Sport verbesserte Hautfunktion und Hautstruktur. Verantwortlich dafür scheint unter anderem das Myokin IL-15 zu sein, welches in Experimenten Anti-Aging-Effekte gegen Hautalterung zeigte. Diese gingen mit einer Optimierung des Stoffwechsels in der Haut einher. Sportliche Aktivität könnte daher eine Art natürliche und niedrig dosierte IL-15-Therapie darstellen, die zur Abschwächung der Hautalterung führt.

- **Tumorerkrankungen:** Durch einen aktiven Lebensstil wird das Risiko, an Krebs zu erkranken, deutlich reduziert. Studien dazu belegen vor allem Effekte auf Darm- und Brustkrebserkrankungen. Auch wird die Überlebensrate positiv beeinflusst und das Risiko, nach überstandener Erkrankung einen Rückfall (Rezidiv) zu erleiden, signifikant gesenkt. Auch hier scheinen Myokine in zwei Bereichen eine wichtige Rolle zu spielen. Die Myokine reduzieren die systemisch niedriggradige Entzündung und regulieren die Immunbalance positiv, was beides Schutzfaktoren gegen Tumorerkrankungen sind. IL-6 hat außerdem eine steuernde Funktion für Immunzellen, die Tumore zerstören können. Diese natürlichen Killerzellen (NK-Zellen) werden laut Studien

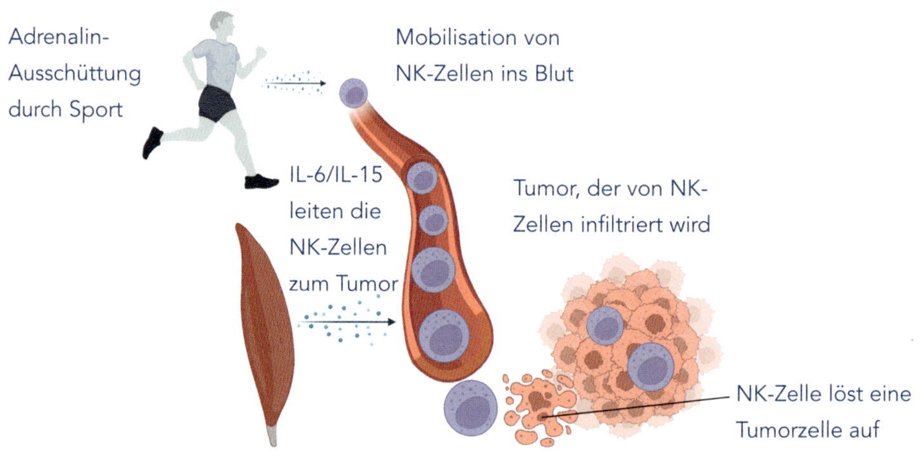

Myokine können bei Tumorerkrankungen sowohl schützend als auch heilend wirken. Das im Sport freigesetzte Stresshormon Adrenalin mobilisiert zunächst natürliche Killerzellen (NK-Zellen) ins Blut. IL-6 und IL-15, durch die Muskeln freigesetzt, scheinen diese Zellen zu aktivieren und auch in Richtung des Tumorgewebes zu leiten, wo sie den Tumor infiltrieren und Tumorzellen zerstören können.

während des Sports ins Blut mobilisiert. IL-6 ist das Myokin, das die Zellen in Richtung des Wirkortes, des Tumorgewebes, lenkt. Dann sind die NK-Zellen effektiver in der Lage, in Tumore einzudringen und diese zu beseitigen. Ähnliches wurde in einer aktuellen Studie für IL-15 gezeigt. Das Myokin kann spezielle T-Zellen aktivieren und gegen Tumore aktiv werden lassen.

- **Mikrobiota des Darms:** Der menschliche Darm ist von einer Vielzahl von Bakterien besiedelt, die in ihrer Gesamtheit das Darm-Mikrobiom ausmachen. Neben der Aufgabe der Unterstützung bei der Zerlegung der Nahrungsbestandteile hat die Mikrobiota noch eine Vielzahl immunologischer Aufgaben. Ihre Zusammensetzung und ihre Funktion haben Einfluss auf Gesundheit und Wohlbefinden. Körperliche Aktivität fördert die Funktion der Mikrobiota im Positiven dadurch, dass eine hohe Vielfalt an Bakterien entsteht und spezifische Bakterienpopulationen, die gesundheitlich wertvoll sind, vermehrt auftreten. Diese Effekte werden auch durch Myokine vermittelt, da diese meist immunregulierend wirken und so auch die Mikrobiota von einer guten Immunbalance profitieren kann. Besonders die durch Sport und durch IL-6 erwirkte Hemmung von Entzündungsproteinen, wie dem TNF-α, scheint auf die Barrierefunktion der Darmschleimhaut und auf die Mikrobiota positive Effekte zu haben.
- **Immunsystem:** Viele bedeutende Zivilisationserkrankungen, wie Herz-Kreislauf-Erkrankungen, Stoffwechselerkrankungen und neurodegenerative Erkrankungen, sind von einem Zustand der dauerhaften niedriggradigen Entzündung begleitet. Diese Entzündung scheint auch an der Entstehung und dem Fortschreiten mitbeteiligt zu sein. Jede einzelne sportliche Aktivität hat einen immunregulierenden Effekt. Dazu trägt vor allem IL-6 bei, aber auch andere Myokine. Diese hemmen zum einen die übermäßige Freisetzung von Entzündungsfaktoren. Zum anderen wirken sie gegen Entzündungsursachen an, wie das viszerale Fettgewebe (siehe **Seite 40 f.**). Somit schaffen es sportlich aktive Menschen in der Regel, ihr Entzündungsniveau langfristig niedrig zu halten. Zugleich können Patienten mit entzündlichen Erkrankungen vom Sport und seiner antientzündlichen Wirkung durch Myokine profitieren. Immunzellen in einem chronisch entzündeten Milieu sind nicht so effektiv gegen eindringende Krankheitserreger. Setzen durch den Sport aktivierte Myokine das Entzündungslevel herab, sind Immunzellen wie Lymphozyten oder NK-Zellen besser aktivierbar und wirken effektiver gegen Bakterien und Viren. Dass regelmäßiger Sport ein guter Stimulus für eine optimale Funktion des Immunsystems ist, ist bekannt. Dass Myokine dabei bedeutend sind, ist als Wissen neu hinzugekommen.

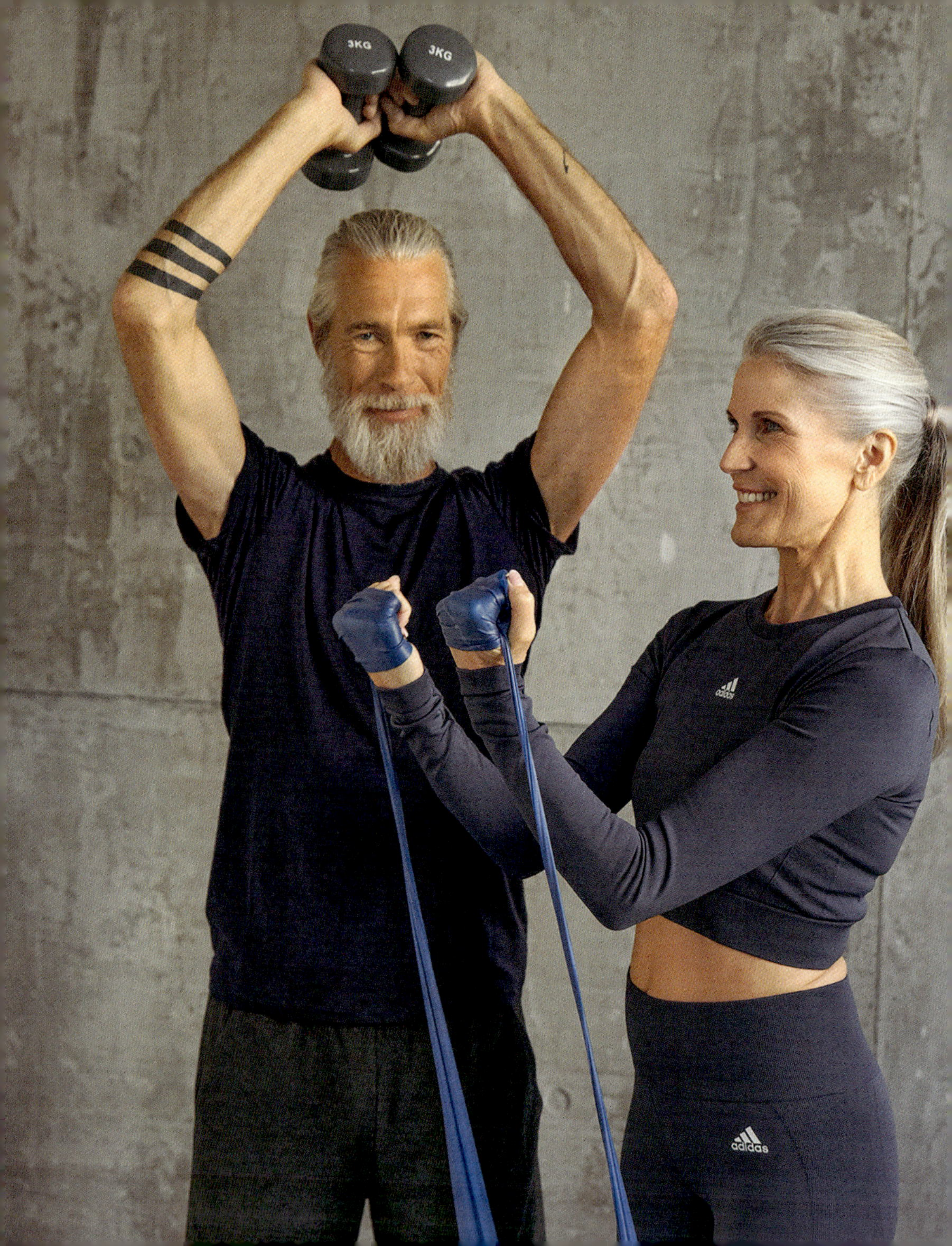
3KG
3KG
adidas
adidas

DIE PERFEKTE KOMBINATION

Schon nach einigen Wochen regelmäßigen Kraft- und Ausdauertrainings verbessert sich Ihr Körpergefühl und die Lebensqualität steigt.

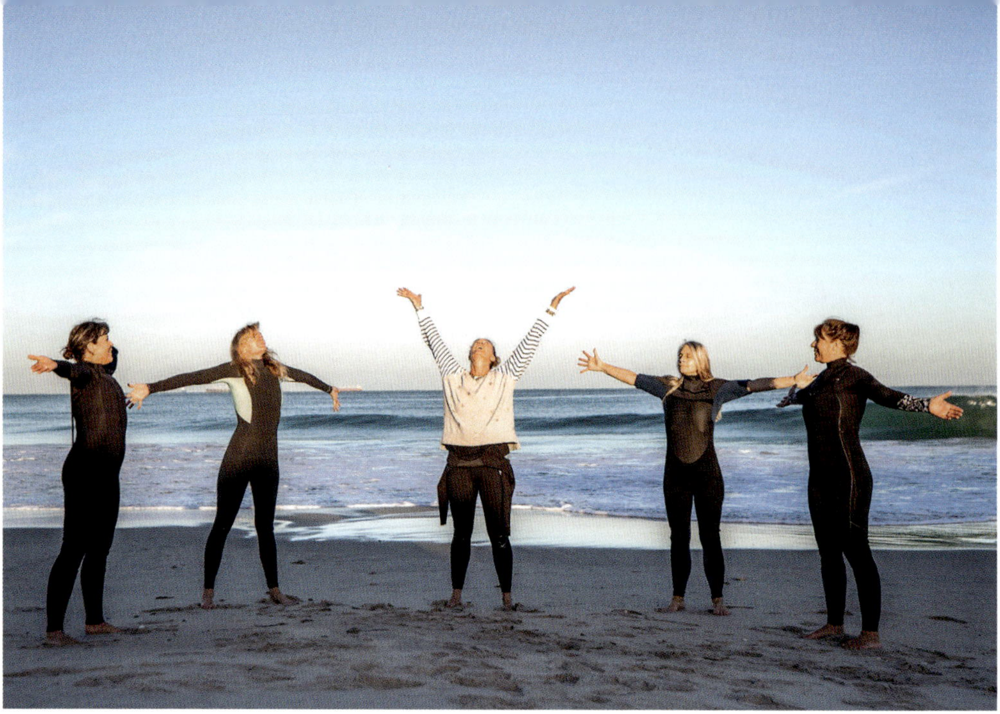

RICHTIG AUFWÄRMEN

Ein passendes Warm-up sollte nicht allein der Wettkampfvorbereitung im Spitzensport vorbehalten sein, sondern vor jedem Training stattfinden. Sowohl für den Körper als auch für die Psyche bedeutet das Aufwärmen eine optimale Einstimmung auf die bevorstehende Belastungssituation. Sie stoßen damit bereits viele Prozesse an, die Sie später im Training auf Hochtouren bringen. Dadurch profitiert die Leistung, die Sie abrufen können, aber auch Ihre langfristige Gesundheit. Wichtig dabei ist: Das Aufwärmen darf nicht zur Ermüdung führen.

WAS IM KÖRPER GESCHIEHT

Der Begriff »Aufwärmen« impliziert bereits, dass es zur Erhöhung der Körperkerntemperatur führen kann. Damit ist die zentrale Temperatur im Körper gemeint, die sich durch die leichte Aktivität von 36,8 Grad auf 37,5 Grad oder bei intensiverer Aktivität sogar auf über 38 Grad erhöht. Das fördert Ihre Leistungsfähigkeit, weil chemische Reaktionen, die der Körper für die Energiegewinnung braucht, durch die erhöhte Temperatur schneller ablaufen können. Enzyme des Stoffwechsels arbeiten effektiver, sodass pro Zeiteinheit mehr Bewegungsenergie erzeugt wird. Beim Warm-up steigt auch die Herzfrequenz an, die Atemfrequenz erhöht sich und der Blutfluss in den Körper wird angekurbelt. Kleine Gefäße in der Muskulatur und der Lunge öffnen und erweitern sich und verbessern so die Versorgungslage mit Sauerstoff und Nährstoffen.

Aufwärmen hilft dem Bewegungsapparat

Auch der Effekt, den das Aufwärmen auf die Vorbereitung des Bewegungsapparates hat, ist nicht zu unterschätzen. Ein besser durchbluteter und damit versorgter Muskel verletzt sich nicht so leicht. Besonders aber profitieren Gelenkknorpel von einem Aufwärmprogramm. Das Knorpelgewebe ist nicht durch Blut versorgt, sondern durch die Gelenkflüssigkeit. Dabei handelt es sich um eine klare, nährstoffreiche Flüssigkeit, die im Gelenk durch rhythmische Wechsel von Be- und Entlastung freigesetzt wird. Dadurch schwemmt der Knorpel etwas auf und wird versorgt. So werden Reibung und frühzeitiger Verschleiß reduziert. Besonders in der zweiten Lebenshälfte ist deshalb eine Vorbereitung des Knorpels durch das Aufwärmen wichtig. Ein paar Minuten Aktivität und Mobilisation im später belasteten Gelenk sind hier optimal.

Mentale Vorbereitung

Auch die Psyche profitiert von einem Warm-up. Positive Stresshormone werden ausgeschüttet, wie Adrenalin und Noradrenalin, die auch viele Körperfunktionen aktivieren sowie Konzentration und Aufmerksamkeit fördern. Dies wirkt nicht nur optimierend auf die Leistung, sondern auch präventiv gegen Verletzungen, da auch nach einem stressigen Tag der Fokus voll auf den Sport gerichtet ist.

NICHT IMMER SINNVOLL: STRETCHING

Ein Dehn- oder Stretching-Programm muss nicht unbedingt Teil des Aufwärmens sein. Im Sport gibt es sogar einige Befunde, die zeigen, dass extremes Dehnen vor dem Wettkampf kurzzeitig die Muskelspannung negativ beeinflussen kann. Für Hobby- und Gesundheitssport können wir aber sagen: Dehnen Sie, wenn es Ihnen guttut. Sie können das Stretching aber auch nach dem Sport oder als eigene Übungseinheit organisieren.

PRAKTISCHE UMSETZUNG

Beginnen Sie mit einem allgemeinen Aufwärmen. Es besteht darin, den gesamten Körper zu aktivieren. Das können Sie auf ganz unterschiedliche Weise umsetzen. Sie können ein paar Minuten locker Radfahren oder Joggen, im Fitnessstudio auf dem Ergometer oder Laufband. Aber auch das lockere Schwimmen, Rudern und Auf-der-Stelle-Hüpfen bringen Ihren Körper in einen Aktivitätsmodus. Hier geht es darum, das Herz-Kreislauf-System zu aktivieren und möglichst viele Muskeln des Körpers leicht zu stimulieren.

Aufwärmen vor dem Krafttraining

Vor einem spezifischen Training wie dem Krafttraining ist es auch hilfreich, ein spezifisches Aufwärmen einzuplanen. Dabei geht es darum, spezielle Muskelgruppen, die benötigt werden, bereits leicht vorab zu belasten. Eine von mehreren Möglichkeiten ist es, die Zielübung schon mal etwas abgeschwächt – also langsamer und mit weniger Widerstand – ein paar Mal durchzuführen. So bereiten Sie also einen speziellen Bereich des Körpers, beispielsweise Schultern oder Arme, auf die Zielübung vor.

Orientieren Sie sich im Fitnessstudio nicht am Können anderer, sondern an Ihren eigenen Möglichkeiten.

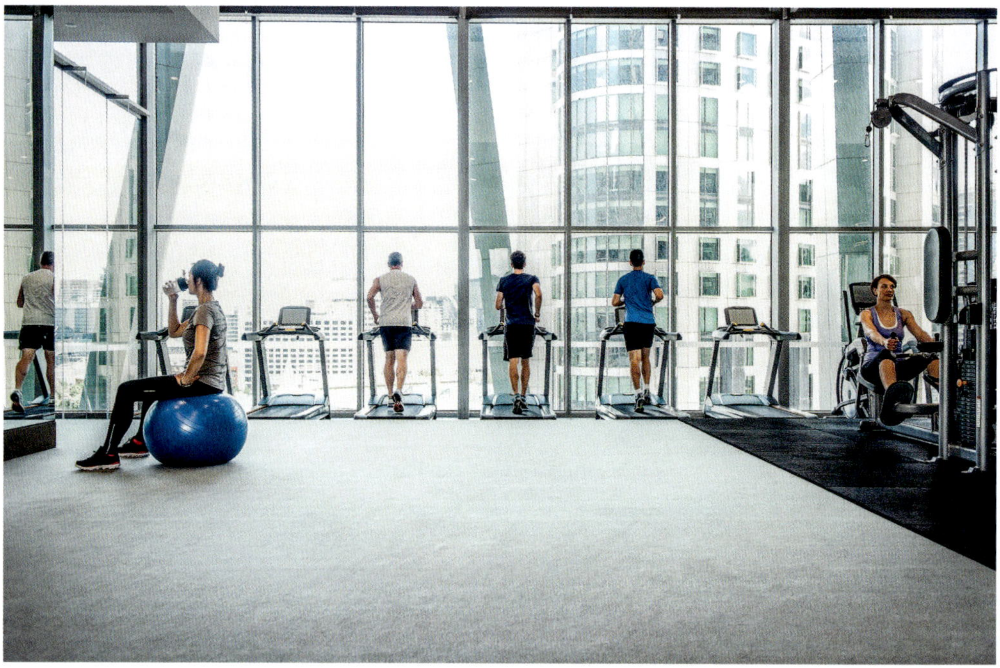

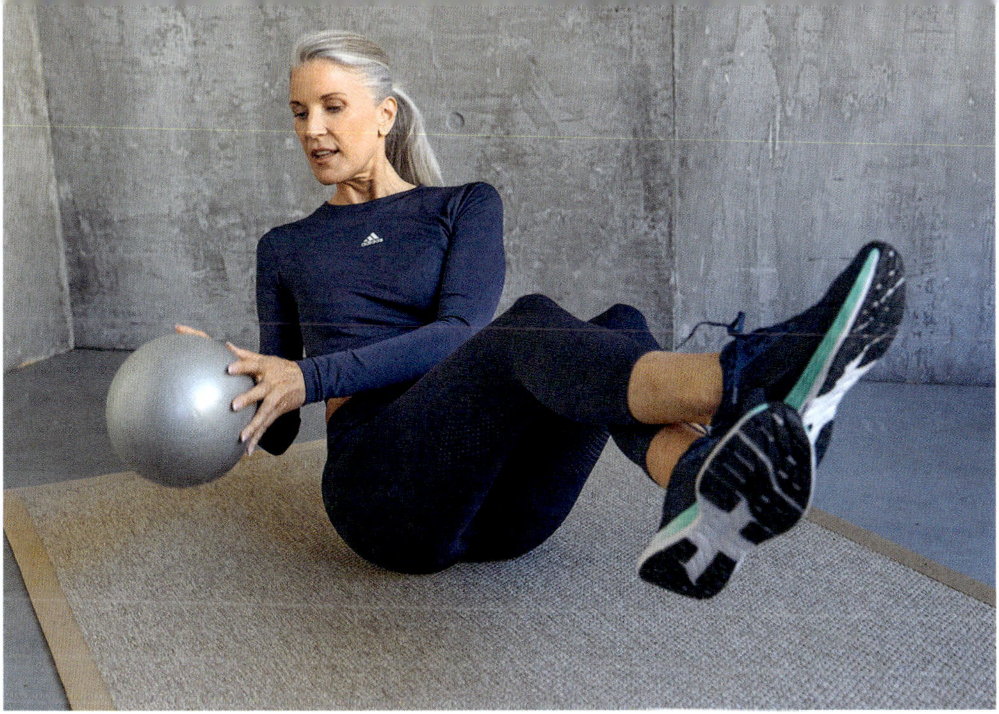

KRAFTTRAINING TO GO

Menschen, die regelmäßig ihre Kraft trainieren, stellen nach einer Weile fest, dass sie insgesamt wieder leichter zupacken und den Alltag besser stemmen können. Wir empfinden den Begriff der Alltagsathletik als treffend. Er beschreibt die Fähigkeit, die Herausforderungen des Alltags souverän und eigenständig zu meistern und langfristig gesund zu bleiben. Krafttraining ist eine wesentliche Komponente der langfristigen Gesunderhaltung und stellt auch eine gute Basis für einen aktiven Alltag dar.

WAS IST KRAFT EIGENTLICH?

Als motorische Körpereigenschaft stellt Kraft die Fähigkeit unserer Muskulatur dar, sich gegen einen Widerstand zu kontrahieren.

- Unter der **allgemeinen Kraft** eines Menschen versteht man in der Sportmedizin die Kraft aller Muskelgruppen ohne Berücksichtigung der ausgeübten Sportart.
- **Spezielle Kraft** bezeichnet die Kraftentfaltung bei einer bestimmten Sportart und der Muskelgruppen, die an einem bestimmten Bewegungsablauf beteiligt sind.
- **Statische Maximalkraft** ist die höchste Kraft, die bei maximaler willkürlicher Kontraktion gegen einen unüberwindlichen Widerstand erzeugt werden kann.
- **Dynamische Maximalkraft** entspricht der höchsten Kraft, die bei willkürlichen Kontraktionen innerhalb eines Bewegungsablaufes umgesetzt werden kann.
- **Schnellkraft** bezeichnet die Fähigkeit, Widerstände mit höchstmöglicher Kontraktionsgeschwindigkeit zu überwinden.
- **Kraftausdauer** steht für die Widerstandsfähigkeit der Muskeln gegen Ermüdungserscheinungen bei lang dauernden hohen statischen oder dynamischen Kraftleistungen.
- **Schnellkraftausdauer** umfasst die Fähigkeit, wiederholt schnelle Arm-, Bein- oder Rumpfbewegungen durchzuführen. Maßgeblich ist hier eine rasche Erholungsfähigkeit der beteiligten Muskulatur.

SO GEHT MUSKELAUFBAU

Muskeln entstehen nicht während des Trainings. Genau genommen setzt der Muskelaufbau erst nach dem Training ein, wenn der Körper sich im Ruhezustand befindet. Erst jetzt gewinnt die Muskulatur an Kraft, weil sich die nervale Ansteuerung der Muskeln verbessert und sich Stoffwechselprozesse im Anpassungsprozess optimieren. Auf längere Zeit definiert sich der Muskel weiter aus und wird kräftiger. Dieser Zustand heißt in der Fachsprache **Superkompensation** (Überanpassung). Der Körper trifft sozusagen Vorsorge für kommende Belastungen.
Nach jedem Krafttraining sollten Sie Ihren Muskeln Regeneration und als Anfängerin oder Anfänger durchaus zwei Tage Aufbaupause gönnen. Ausdauertraining dazwischen ist erlaubt.

PRODUKTION VON MYOKINEN

Zunächst ist das Krafttraining wichtig, um Muskelgewebe zu erhalten und gegebenenfalls auch aufzubauen. Eine gesunde Muskulatur ist Grundlage für die Produktion von Myokinen (sie wurden ausführlich vorgestellt ab **Seite 21**) im Ruhezustand und generell im Sport.
Für einige Myokine ist sowohl Kraft- wie Ausdauertraining förderlich. Verstärkt beim Krafttraining werden solche Botenstoffe produziert, die auf das Muskelwachstum wirken, wie Decorin und LIF. Auch IL-15, das außer auf den Muskel noch positiv auf die Immunfunktion und das Hautbild wirkt, wird effektiv während des Krafttrainings freigesetzt. Wis-

senschaftliche Arbeiten zeigen, dass die Myokine BDNF und IL-6 ebenfalls durch Krafttraining freigesetzt werden, allerdings nicht so effektiv wie durch Ausdauertraining. Daher auch die Empfehlung, sowohl Kraft- wie Ausdauertraining regelmäßig durchzuführen. Beide Trainingsformen wirken positiv auf unterschiedliche Systeme im Körper und ergänzen sich zu einer umfassenden gesundheitlichen Gesamtwirkung.

SO SOLLTEN SIE TRAINIEREN

Wer beim Krafttraining gern Gesellschaft hat und die Kosten nicht scheut, kann ein Fitnesscenter aufsuchen und sich hier auch betreuen lassen. Wer über weniger Zeit verfügt und nur kurze Einheiten trainieren will, wie wir sie in unserem Programm ab **Seite 58** vorschlagen, kann sein Krafttraining ganz einfach zu Hause absolvieren.

Was die Belastungssteigerung beim Ausdauer- und beim Krafttraining anbelangt, gibt es keine Pauschalempfehlungen. Jeder Mensch ist anders und baut auch individuell unterschiedlich Ausdauer und Muskeln auf. Wer es schafft, regelmäßig seine Skelettmuskulatur zu beanspruchen, sollte insbesondere nach den ersten Trainingserfolgen in den ersten Monaten darauf achten, seine Belastungsumfänge und schließlich auch Intensitäten langsam und schrittweise zu erweitern, um neue Reize zu setzen, wie auf den folgenden Seiten dargestellt.

Belastungsumfang und -intensität

Umfangssteigerung im Krafttraining kann bedeuten, dass Sie dieselbe Übung mit demselben Gewicht mit mehr Wiederholungen durchführen. Oder dass Sie statt vier oder fünf Übungen sechs oder sieben aus unserer Übungsauswahl ausführen.

Intensitätssteigerung heißt: Die (Gewichts-) Last wird erhöht. Dazu können Sie mehr Gewicht bewegen oder aber eine der schwierigeren Übungsvarianten wählen.

Verlassen Sie sich immer auf Ihr Körpergefühl. Optimal verausgaben Sie sich, wenn Sie am nächsten Tag am liebsten da weitermachen wollen, wo Sie aufgehört haben.

Wenn im Training allerdings für eine Weile gar nichts vorangeht und Ihre Gelenke und Muskeln immer wieder nach der Belastung schmerzen, sollten Sie unbedingt einen Gang herunterschalten.

Für ein effektives minimales Kraftprogramm haben wir zehn Übungen zusammengestellt, die die wichtigsten großen Muskelgruppen trainieren. Wichtig war uns dabei auch, dass sich das Training im Alltag so einfach wie möglich umsetzen lässt, zu jeder Zeit und an jedem Ort. Deshalb wird bei den meisten Übungen das eigene Körpergewicht eingesetzt. Für zwei dynamisch ausgeführte Sätze pro Übung mit je 12 Wiederholungen benötigen Sie etwa 20 Minuten. Sie können auch gern die schwierigeren Varianten wählen, diese sind ansonsten eher als Entwicklungsziel gedacht, um neue Reize zu setzen.

KRAFTTRAINING ZU HAUSE

Mit den folgenden Hinweisen sind Sie bestens gerüstet für die zehn Übungen des Basisprogramms ab Seite 58.

VORBEREITUNG

- Essen Sie unmittelbar vor dem Krafttraining möglichst nicht zu viel.
- Tragen Sie bequeme Sportkleidung. Sie benötigen eine Trainingsmatte oder eine Decke, gegebenenfalls als Nackenstütze ein zusammengerolltes Handtuch sowie kleine Sportgeräte, wie bei den Übungen beschrieben.
- Zum Einhalten der Pausenzeiten zwischen den Sätzen und den einzelnen Übungen legen Sie sich eine Uhr an die Seite.
- Lesen Sie sich erst die Beschreibung durch. Beachten Sie Bewegungsrichtung und Bewegungsausmaß. Stellen Sie sich jede Übung vor der Ausführung vor.

FRAGEN SIE IHREN ARZT

- ... bei akuten Rückenschmerzen, hohem Blutdruck mit diastolischen Werten über 95 mmHg, Bruchleiden (Hernien), nach Bauchoperationen oder wenn Sie lange keinen Sport getrieben haben.

OPTIMAL TRAINIEREN

- Machen Sie mindestens zweimal 20 Minuten Krafttraining pro Woche.
- Beginnen Sie mit einem oder, wenn Sie besser in Form sind, mit zwei Sätzen. Ein Satz entspricht 12–15 Wiederholungen. Die zehn Übungen sollten pro Trainingseinheit also jeweils zweimal dynamisch mit 12–15 Wiederholungen durchgeführt werden. Zwischen den Übungen jeweils circa 30 bis 60 Sekunden Pause.
- Trainieren Sie in Ruhe und konzentriert.
- Führen Sie alle Bewegungsabläufe so sorgfältig wie möglich aus.
- Konzentrieren Sie sich beim Training auf die Muskelpartien, die gerade beansprucht werden, und auf den Bewegungsablauf.
- Trainieren Sie in normaler Geschwindigkeit mit kontrollierten und fließenden Bewegungen.
- Brechen Sie die Übung nicht gleich beim ersten Brennen der Muskeln ab. Ein kurzes Brennen ist in Ordnung. Wenn der Schmerz anhält, überprüfen Sie, ob Sie die Übung korrekt ausgeführt haben oder ob nur Ihre Muskeln nicht mehr wollen.
- Kontinuität geht vor Intensität. Diese stellt sich nach einiger Zeit von selbst ein. Machen Sie Ihr zweimaliges Krafttraining zum unverzichtbaren Ritual.

- Steigern Sie sich stetig. Erhöhen Sie Ihre Leistungen alle drei Wochen und führen Sie pro Übung einen Satz mehr aus.
- Fortgeschrittene können die Intensität einer Übung so erhöhen, dass 8 bis 12 Wiederholungen als anstrengend empfunden werden. In dem Fall führen Sie eine Übung mit maximaler Anspannung und sehr langsam durch. Oder Sie erhöhen die Satzzahl.
- Nach dem Work-out führen Sie nach Belieben ein leichtes Stretching durch.

RICHTIG ATMEN

- Achten Sie auf eine tiefe, gleichmäßige Atmung. Wenn eine Übung anstrengend ist, neigen Anfänger oft dazu, die Luft anzuhalten (Pressatmung). Bei angespannter Bauchmuskulatur kann das Zwerchfell dem Druck aber nur ausweichen, wenn ein Teil der Luft wieder ausgeatmet wird. Solange Sie regelmäßig und tief atmen, halten Sie länger durch – und Sie behalten Ihre normale Gesichtsfarbe.
- Atmen Sie beim Anspannen der Muskeln (Aufrichten) aus – also wenn Sie den Körper oder einzelne Gliedmaßen vom Boden abheben –, beim Absenken ein. Beim Einatmen sollte sich Ihre Bauchdecke wölben, beim Ausatmen flacher werden.

DIE BESTE ZEIT FÜRS TRAINING

Es gibt verschiedene Theorien. Einige Sportler mögen das Training am Morgen, um so den Stoffwechsel schon vor dem Start in den Tag zu aktivieren und für den Tag wach und einsatzbereit zu sein. Andere favorisieren das Training am Abend. Entscheidend ist letztlich der individuelle Biorhythmus. Wenn Sie gegen Ihre innere Uhr trainieren, macht Ihnen das Training bald keinen Spaß mehr. Finden Sie deshalb heraus, wann die beste Zeit ist, um in Ruhe Ihre Kraftübungen durchzuführen, und wann Sie körperlich bereit sind für eine Ausdauereinheit.

GERÄTE FÜRS KRAFTTRAINING

Viele Kraftübungen lassen sich mit dem eigenen Körpergewicht durchführen. Für einige Übungen empfehlen wir allerdings Hilfsgeräte wie Hanteln, Therabänder oder Minibänder. Bezüglich Hanteln empfehlen wir dem Anfänger Kurzhanteln mit 2–4 Kilogramm Gewicht, Fortgeschrittene wählen 5–8 Kilogramm. Das Miniband ist ein geschlossenes und elastisches Widerstandsband aus Latex oder Naturkautschuk. Man kann es in unterschiedlichen Zugstärken erhalten und so an die eigene Fitness anpassen. Das Theraband ist ein offenes elastisches Band. Die Schwierigkeitsgrade werden durch Farben dargestellt. Anfänger nutzen meist gelbe oder rote Bänder, grüne oder blaue Bänder eignen sich eher für Fortgeschrittene. Für einige der Fitnessübungen können Sie Flaschen nutzen (1–1,5 Liter) oder Flaschenkisten (zum Beispiel für 6 Literflaschen), um die Übung mit Gewichten durchzuführen.

ÜBUNG 1: KNIEBEUGE

Aktiviert Oberschenkel- und Gesäßmuskulatur.

Das benötigen Sie: für die fortgeschrittenen Varianten als Gewichte zwei Hanteln oder zwei Wasserflaschen

So geht's

- Stellen Sie sich mit den Füßen hüftbreit auf, die Fußspitzen zeigen leicht nach außen. Schieben Sie das Becken ein wenig vor und verlängern Sie so den Rücken. Strecken Sie die Arme nach vorn aus. (1)
- Beugen Sie die Knie und führen Sie den Po nach unten, als würden Sie sich auf einen Stuhl setzen. (2)
- Die untere Position kurz halten. Nun die Beine wieder strecken. Kommen Sie in die Ausgangsposition zurück.
- 3-mal 12–15 Wiederholungen

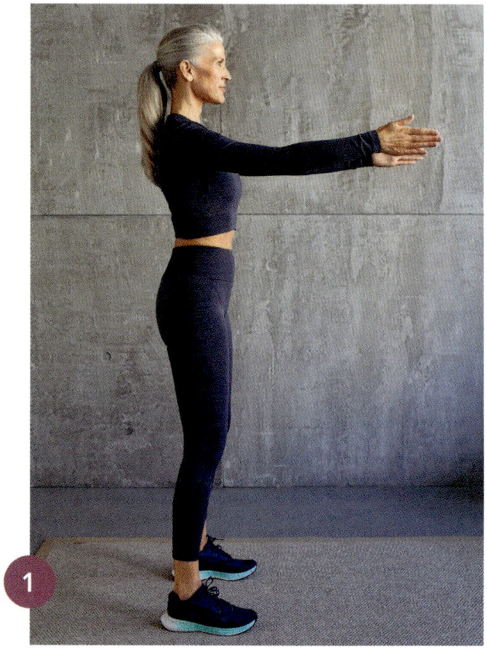

WICHTIG

Achten Sie darauf, dass Sie nicht ins Hohlkreuz kommen, die Körpermitte ist während des Ablaufs angespannt. Die Füße bleiben fest am Boden, die Fersen dürfen nicht abheben. Gehen Sie nur so weit in die Knie, wie diese Position gehalten werden kann.

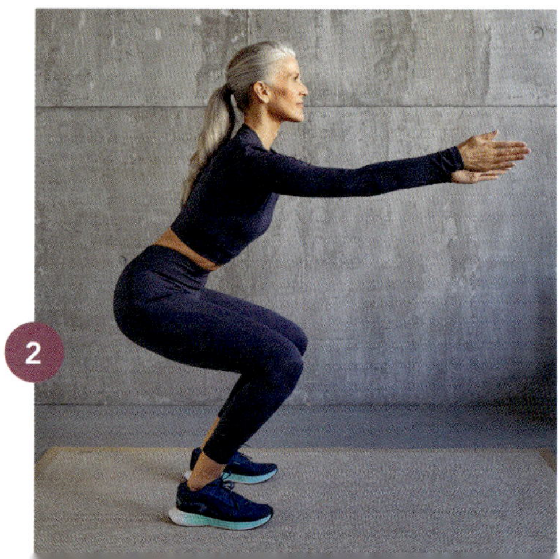

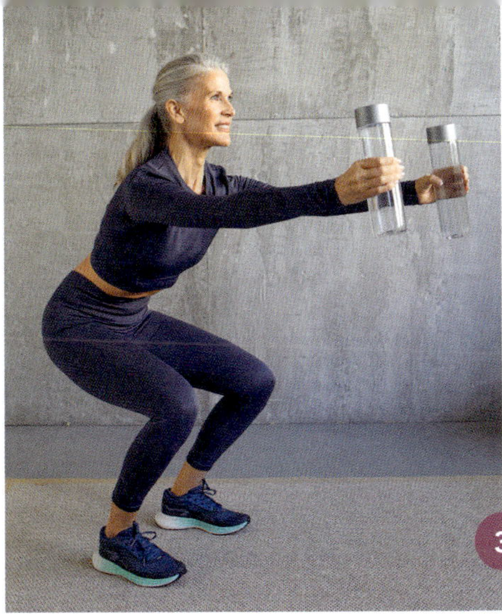

3

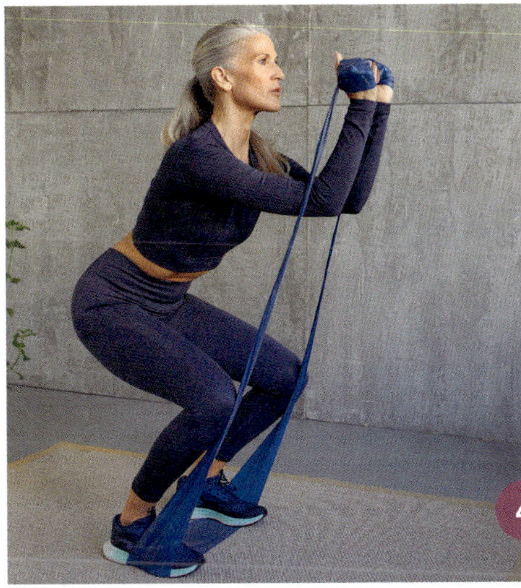

4

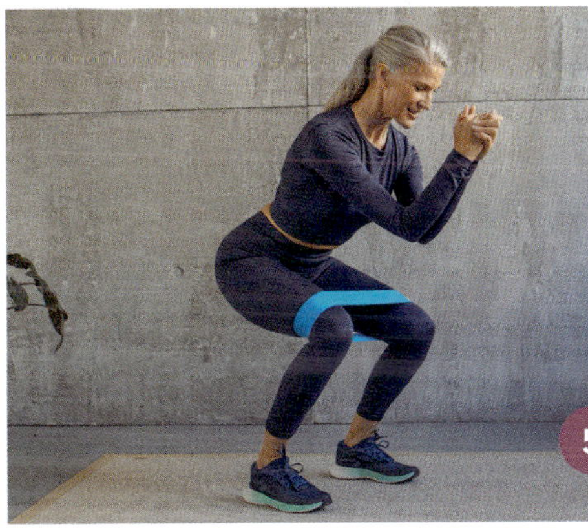

5

FORTGESCHRITTENE VARIANTEN

- **Ausführung mit Gewichten:** Nehmen Sie in jede Hand ein Gewicht (Hantel oder Wasserflasche) und strecken Sie die Arme nach vorn aus. Nun beugen Sie die Knie und bringen den Po so weit wie möglich in Richtung Boden. (3) Halten Sie die untere Position kurz und kommen Sie dann wieder in die Ausgangsposition zurück.
- **Ausführung mit Theraband:** Stellen Sie sich mit schulterbreitem Stand auf die Mitte des Bands. Das Band wird breit um die Handflächen gewickelt und mit beiden Händen gehalten. Die Arme sind leicht gebeugt, die Handgelenke werden in Verlängerung der Unterarme stabil gehalten. Die Übung wird dann gegen den Widerstand des Therabandes durchgeführt, indem die Arme auf Schulterhöhe gehoben werden. (4)
- **Ausführung mit Miniband:** Legen Sie das Miniband um die Oberschenkel, etwas oberhalb der Knie, und spreizen Sie die Beine gegen den Widerstand. Dies dient als Unterstützung, damit die Knie nicht nach innen fallen. (5)

ÜBUNG 2: AUSFALLSCHRITT

Aktiviert Oberschenkel- und Gesäßmuskulatur.

Das benötigen Sie: für die fortgeschrittenen Varianten als Gewichte zwei Hanteln oder zwei Wasserflaschen sowie einen Hocker oder eine Bank

So geht's

- Begeben Sie sich in einen hüftbreiten Stand, die Füße stehen parallel nebeneinander, der Körper ist aufgerichtet. (1)

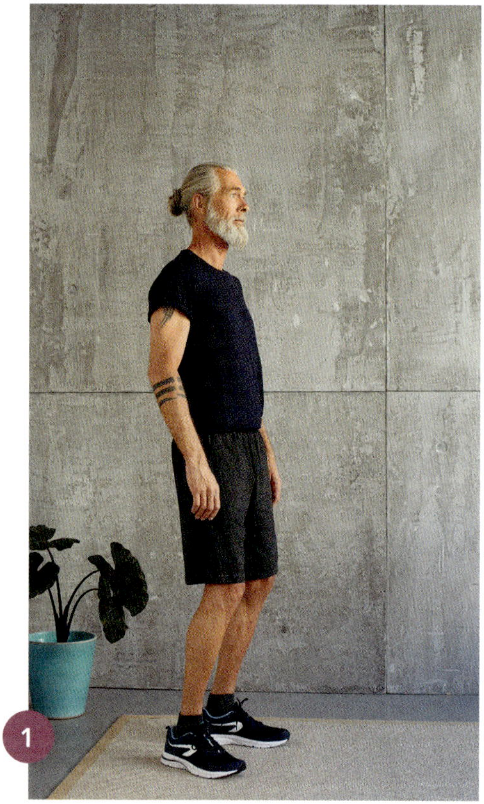

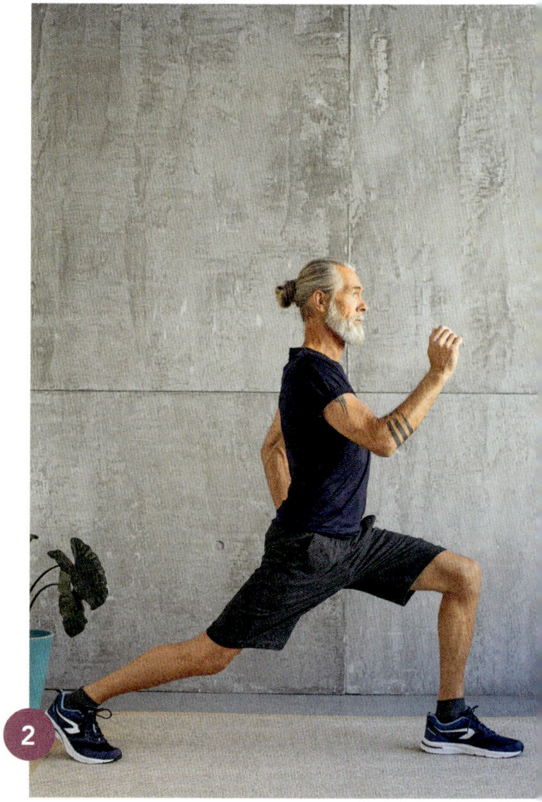

- Setzen Sie mit einem Bein einen großen Schritt nach vorn, das hintere Knie ist leicht gebeugt, das vordere Bein bildet einen Winkel von etwa 90 Grad. (2) Das vordere Knie schiebt leicht über die Fußspitze, der Oberkörper bleibt aufrecht, der Blick ist nach vorn gerichtet.
- Verfahren Sie entsprechend mit dem anderen Bein.
- Jeweils 3-mal 12–15 Wiederholungen

FORTGESCHRITTENE VARIANTEN

- **Mit Gewichten:** Nehmen Sie links und rechts jeweils Gewichte in die Hand (zum Beispiel zwei Wasserkästen), die Arme bleiben neben dem Körper gestreckt. (3)
- **Ein Fuß erhöht:** Legen Sie den hinteren Fuß auf eine Erhöhung – einen Hocker, eine Bank oder Ähnliches. (4)

WICHTIG

Achten Sie darauf, dass der Körper aufrecht bleibt. Wenn Sie in die Ausgangsposition zurückgehen, drücken Sie sich über das vordere Bein nach oben ab.

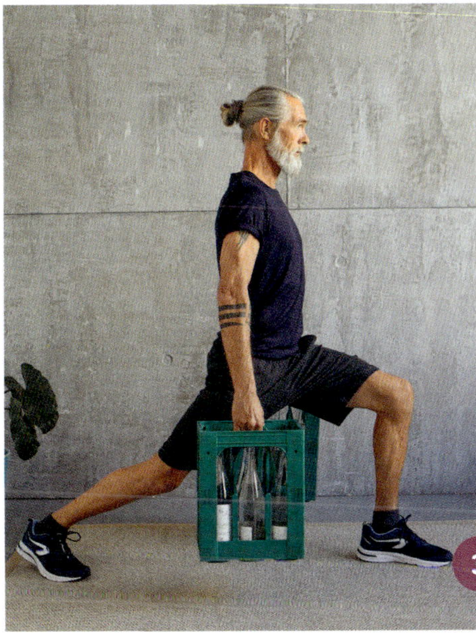
3

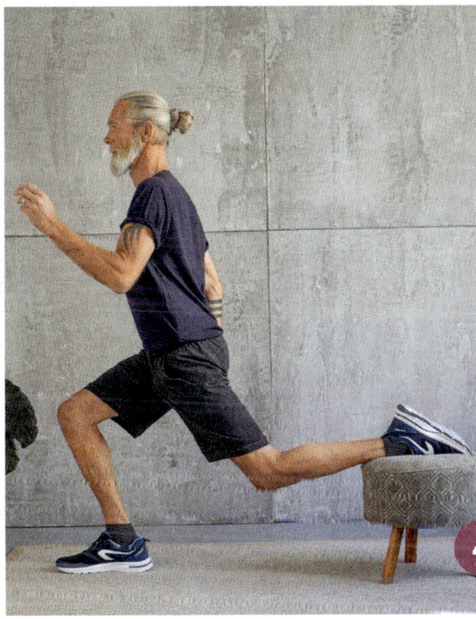
4

ÜBUNG 3: LIEGESTÜTZ

Aktiviert Brust-, Schulter-, Arm- und Rückenmuskulatur.

Das benötigen Sie: für die Varianten zwei Sportblöcke sowie einen Hocker oder eine Bank

So geht's

- Begeben Sie sich in die Position, die Knie sind angewinkelt, die Arme bilden eine Linie, der Bauch ist angespannt. (1)
- Beugen Sie die Ellenbogen und führen Sie die Brust langsam nach unten. Kurz vor dem Boden halten Sie die Position für einen Moment (2) und drücken sich dann explosiv wieder hoch.
- Die Belastung ist in der Brust, den Schultern, den Armen und im Rücken zu spüren.
- 3-mal 12–15 Wiederholungen

1

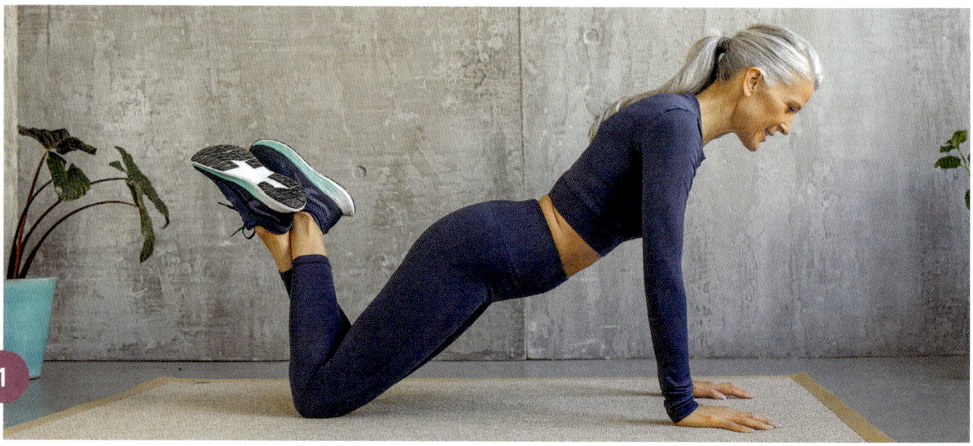

2

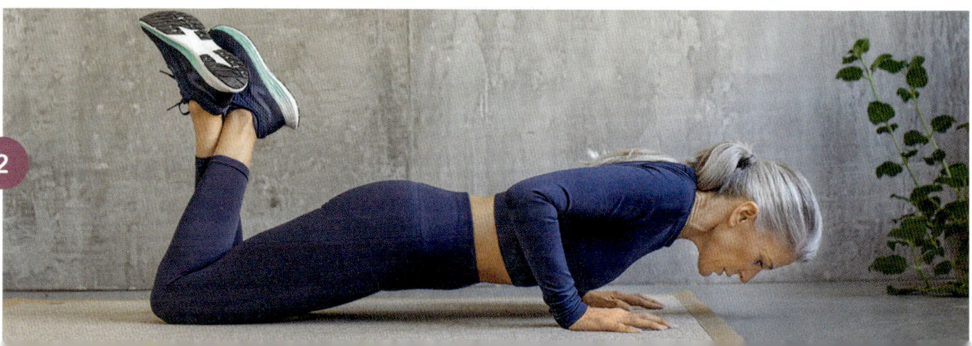

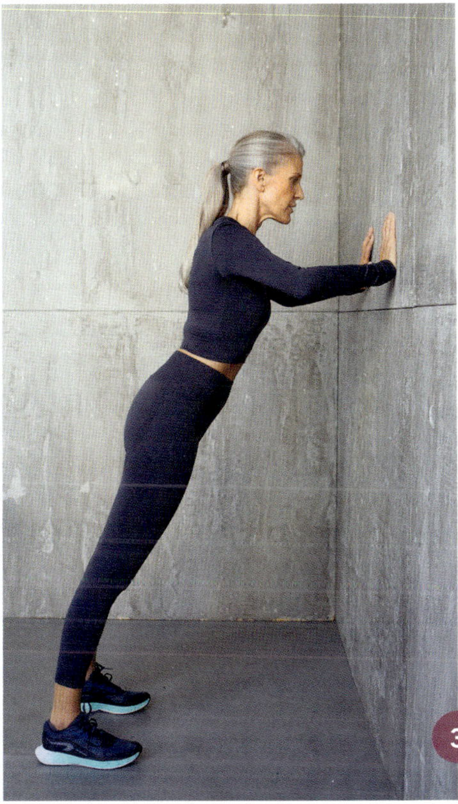

3

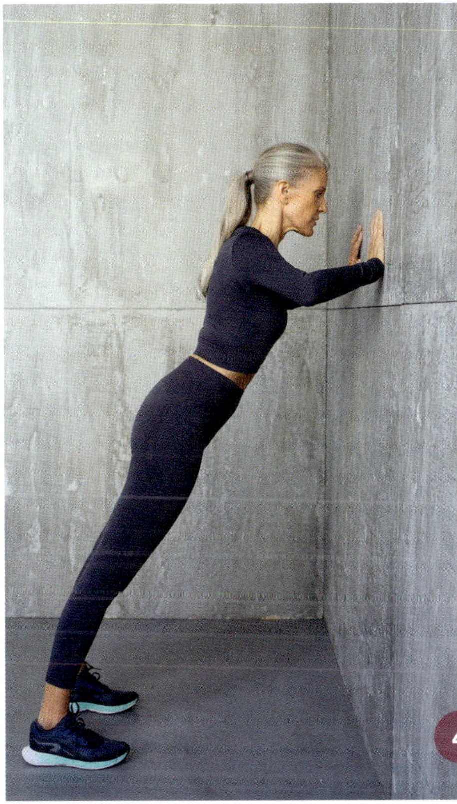

4

LEICHTERE VARIANTE 1

- **An der Wand:** Lehnen Sie sich leicht schräg nach vorn mit den Händen gegen eine Wand, die nach vorn gestreckten Arme sind leicht angewinkelt. (3) Beugen Sie die Ellenbogen und führen Sie Brust und Nasenspitze langsam zur Wand. (4) Drücken Sie sich dann wieder zurück in die Ausgangsposition.
- 3-mal 12–15 Wiederholungen

WICHTIG

Achten Sie darauf, dass der Rumpf unter Spannung bleibt und das Becken nicht durchhängt.

LEICHTERE VARIANTE 2

- **Hände erhöht:** Die Hände liegen auf zwei Sportblöcken, Rumpf und Beine sind gerade. (5) Beugen Sie die Ellenbogen und führen Sie die Brust nach unten. (6) Diese Position kurz halten und explosiv wieder hochdrücken.
- 3-mal 12–15 Wiederholungen

5

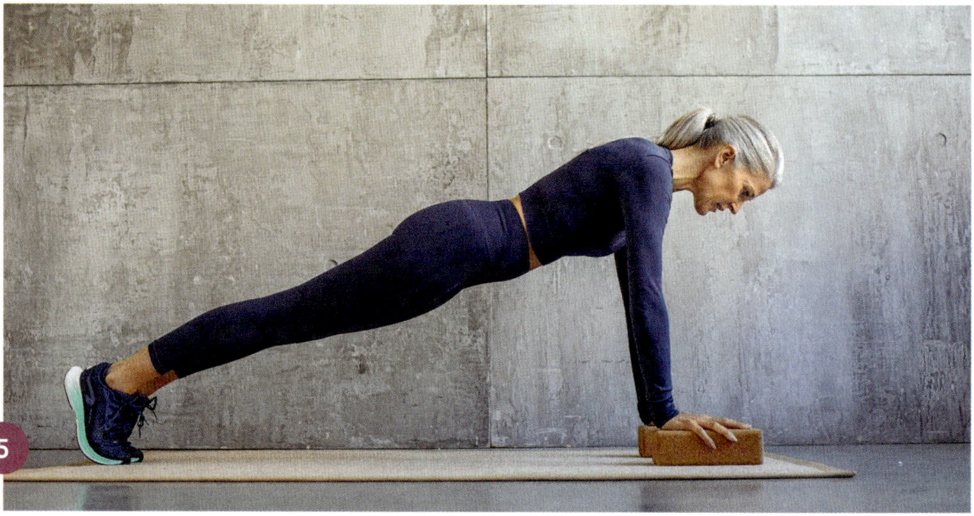

6

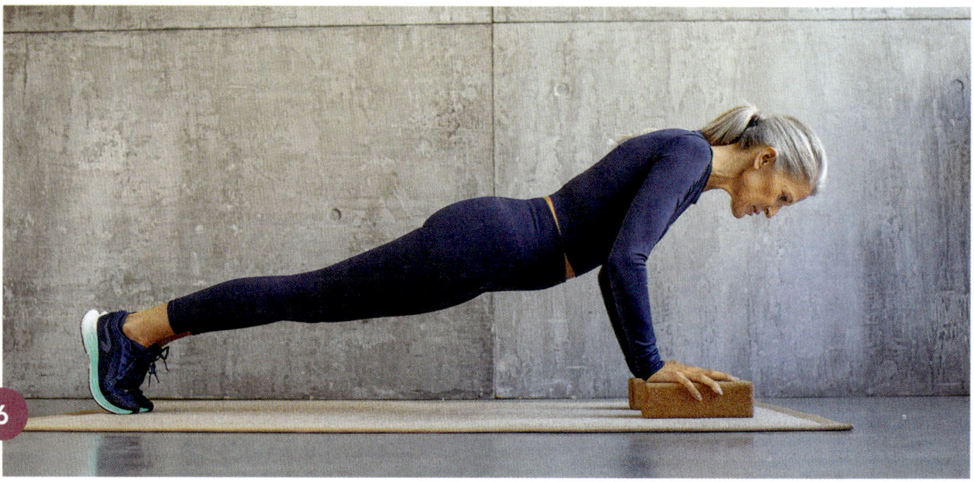

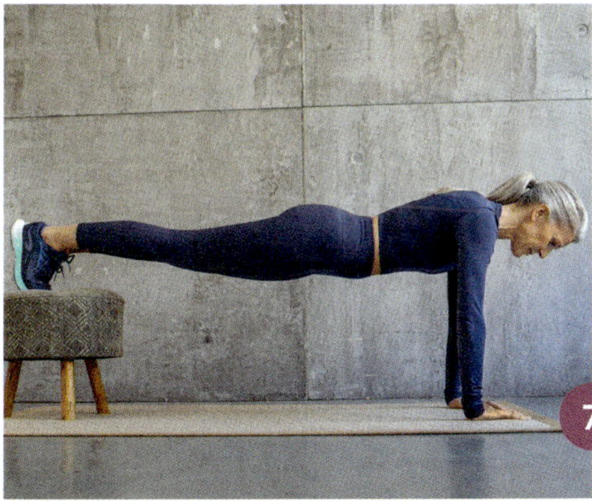

7

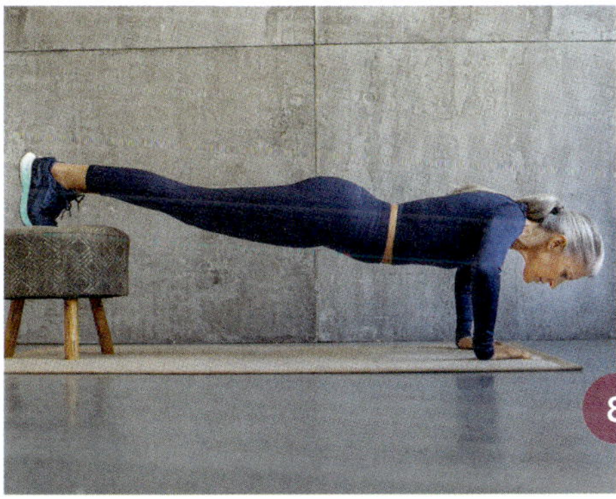

8

FORTGESCHRITTENE VARIANTE 1

- **Füße erhöht:** Die Füße liegen auf einem Hocker oder einer Bank, die Knie sind vom Boden gelöst, der Rumpf bleibt gerade. (7) Beugen Sie die Ellenbogen und führen Sie die Brust langsam zum Boden, kurz vor dem Boden die Position einen Moment lang halten (8) und explosiv wieder hochdrücken.
- 3-mal 12–15 Wiederholungen

FORTGESCHRITTENE VARIANTE 2

- **Kompletter Stütz:** Der Körper bildet eine Linie. (9) Beugen Sie die Ellenbogen langsam und führen Sie den Körper gerade nach unten. (10) Halten Sie diese Position vor dem Boden kurz und drücken Sie sich explosiv wieder hoch.
- 3-mal 12–15 Wiederholungen

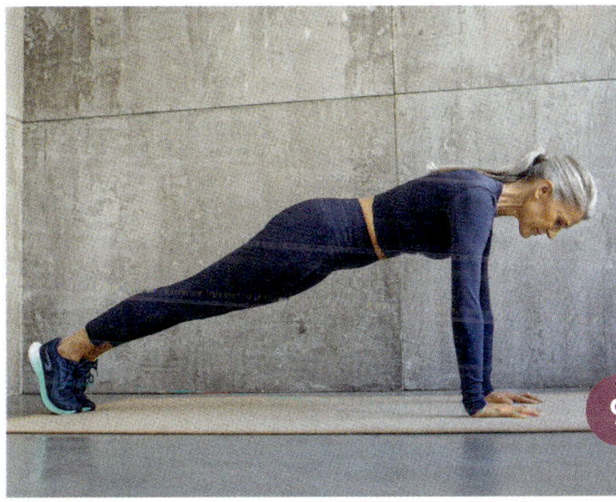

9

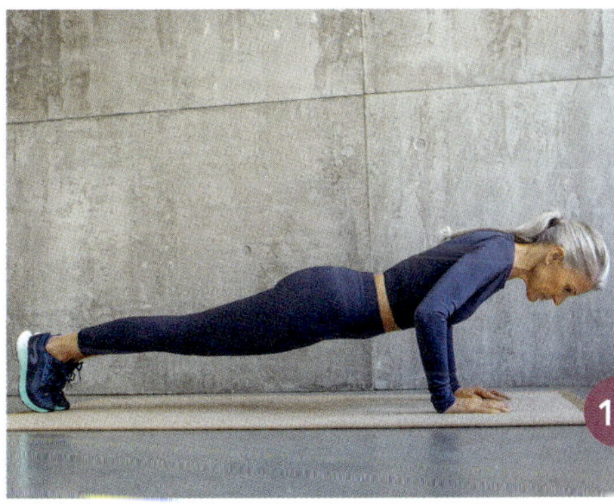

10

ÜBUNG 4: RUDERZUG UND FRONTDRÜCKEN

Aktiviert die Muskeln im Schulterbereich und im oberen Rücken.

Das benötigen Sie: einen Getränkekasten für den Ruderzug und für das Frontdrücken ein Theraband

So geht's

- Nehmen Sie einen hüftbreiten Stand ein, Oberkörper nach vorn gelehnt, die Schultern nach unten weg von den Ohren. Greifen Sie den Wasserkasten. (1)
- Heben Sie den Wasserkasten an, indem Sie die Ellenbogen eng am Körper nach oben führen. (2) Sobald sich die Ellenbogen auf Höhe des Rückens befinden, halten Sie die Position kurz und senken den Kasten wieder langsam zum Boden. Der Oberkörper bleibt während der gesamten Übungsausführung nach vorn gebeugt.
- 3-mal 12–15 Wiederholungen

WICHTIG

Behalten Sie während der gesamten Übung die Spannung im Rumpf bei, machen Sie keinen Rundrücken, die Schultern werden nach hinten-unten gezogen.

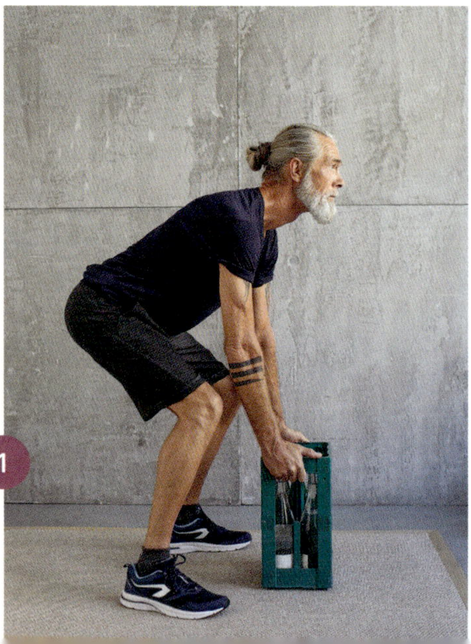

1

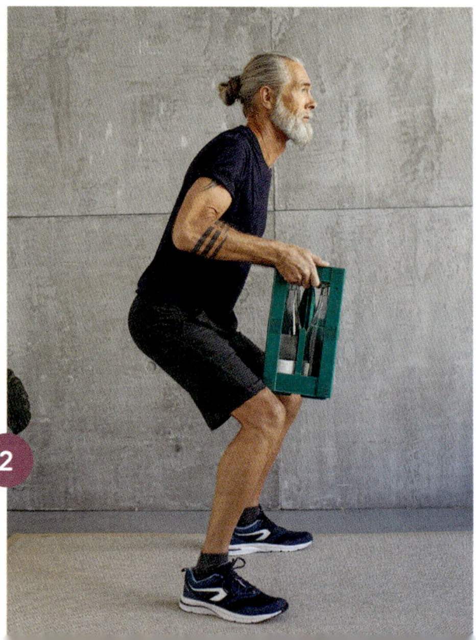

2

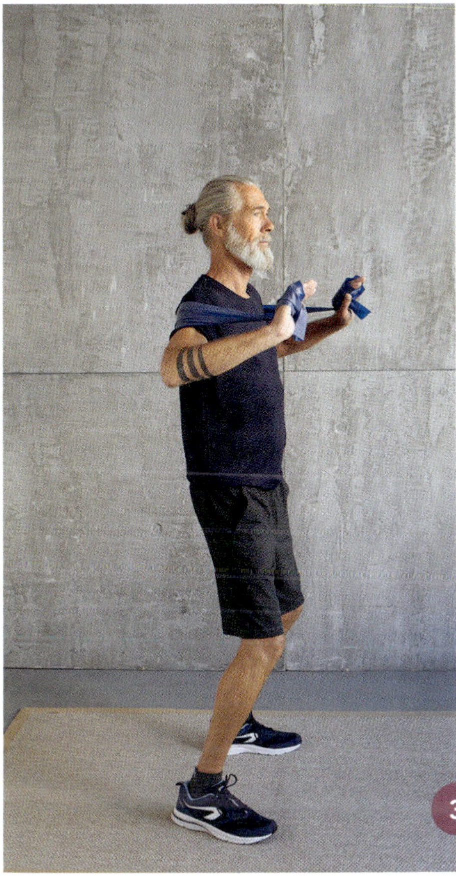

3

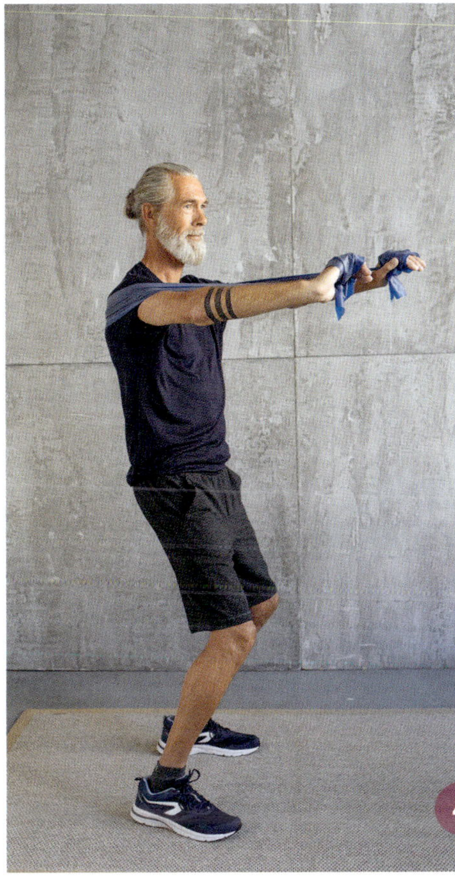

4

FRONTDRÜCKEN

- Sie stehen aufrecht und legen ein Theraband hinter dem Rücken auf Höhe der Schulterblätter auf. Die Enden halten Sie jeweils fest. (3) Heben Sie die Arme mit angewinkelten Ellenbogen seitlich an, die Handflächen zeigen nach vorn. Drücken Sie die Unterarme nun nach vorn (4) und halten Sie diese Position kurz, ehe Sie in die Ausgangshaltung zurückkehren.
- 3-mal 12–15 Wiederholungen

WICHTIG

Die Arme bleiben während der gesamten Übung angehoben.

ÜBUNG 5: TRAINING DER ARMSTRECKER

Aktiviert die Schultermuskulatur sowie den Trizeps.

Das benötigen Sie: einen Stuhl und für das Trizepstraining eine Hantel

DIPS AM STUHL

- Setzen Sie sich rücklings vor einen Stuhl, den Po bringen Sie etwas unterhalb der Sitzfläche. Stellen Sie die Füße so auf, dass die Beine angewinkelt sind. Die Handflächen liegen auf dem Stuhl, die Finger umfassen seitlich die Sitzfläche. Die Ellenbogen zeigen nach hinten. (1)
- Drücken Sie sich nun mit den Armen nach oben ab (2) und senken Sie sich langsam wieder, indem Sie die Ellenbogen beugen.
- 3-mal 12–15 Wiederholungen

WICHTIG

Achten Sie darauf, dass Sie keinen Schwung aus den Beinen holen, sondern sich vielmehr komplett aus den Armen heraus abstützen.

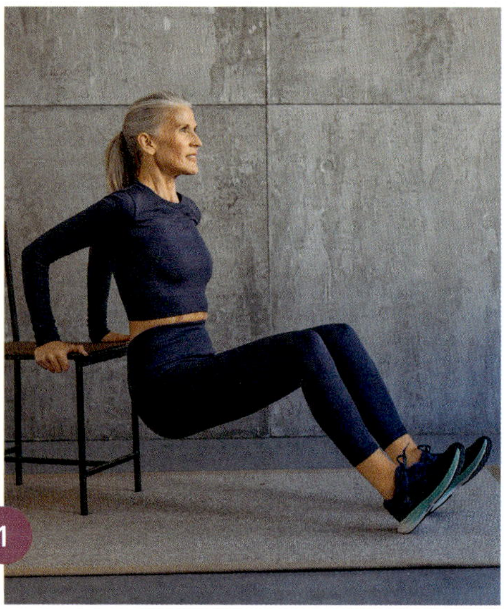

1

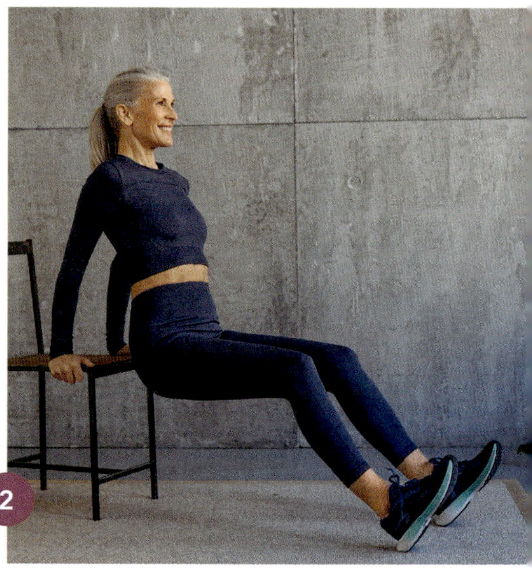

2

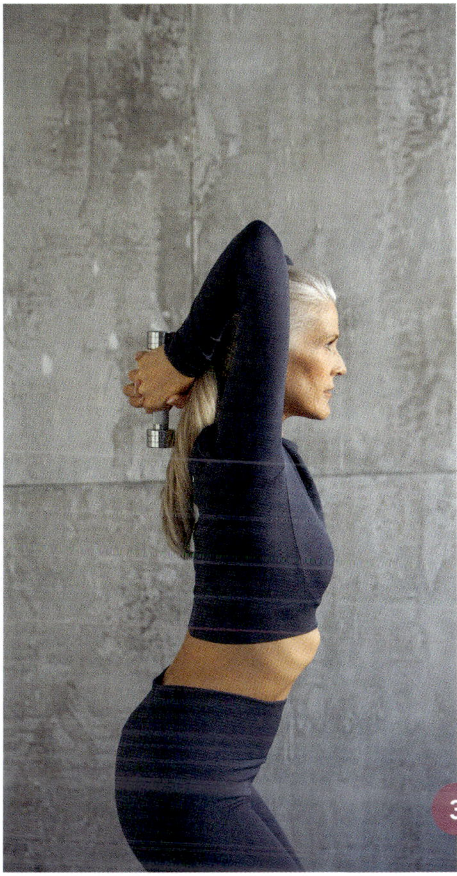

3

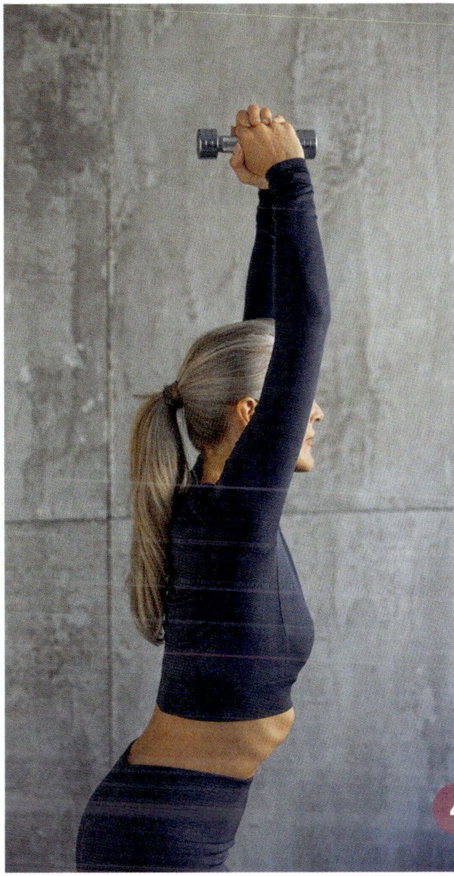

4

TRIZEPSTRAINING

- Sie stehen aufrecht und halten mit beiden Händen eine Hantel hinter dem Kopf. (3) Strecken Sie die Arme nach oben aus. (4)
- Senken Sie die Hantel wieder hinter dem Kopf nach unten ab, indem Sie die Ellenbogen beugen.
- 3-mal 12–15 Wiederholungen

WICHTIG

Achten Sie darauf, während der gesamten Übungsdurchführung die Spannung im Rumpf zu halten. Das Becken bleibt in neutraler Stellung.

ÜBUNG 6: TRAINING DER ARMBEUGER

Aktiviert den Bizeps.

Das benötigen Sie: zwei Wasserflaschen oder zwei Hanteln

So geht's

- Setzen Sie sich auf einen Stuhl. Nehmen Sie in jede Hand eine Hantel oder eine Wasserflasche, die Arme hängen seitlich neben dem Körper. (1)
- Beugen Sie die Ellenbogen und führen Sie die Unterarme in Richtung Schulter, die Finger zeigen nach oben. (2)
- Halten Sie die Endposition kurz und senken Sie die Arme wieder ab.
- 3-mal 12–15 Wiederholungen

WICHTIG

Die Ellenbogen liegen am Körper an und nur der Unterarm wird gebeugt.

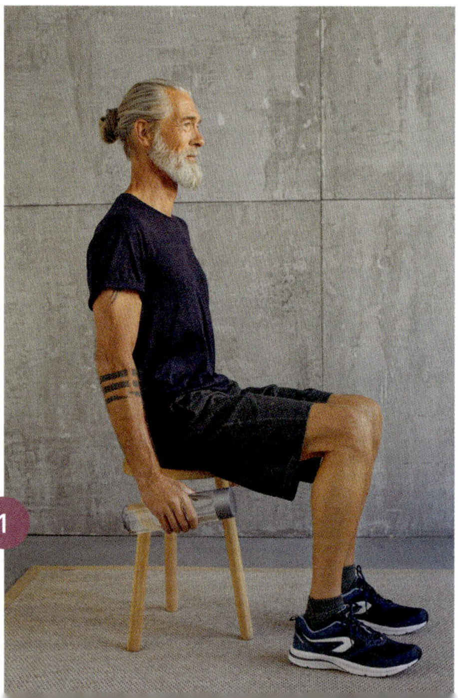

1

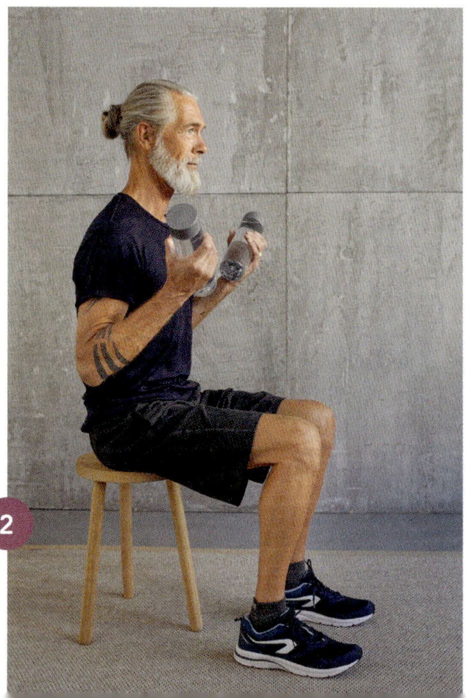

2

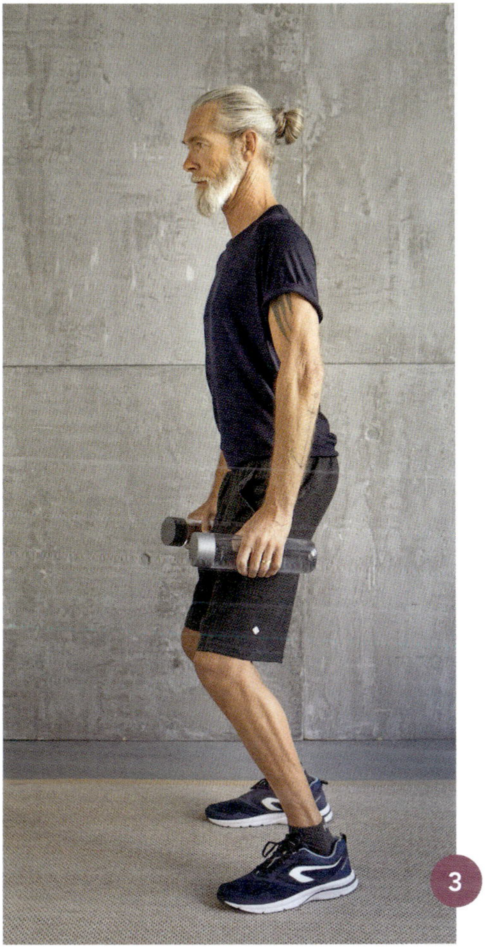

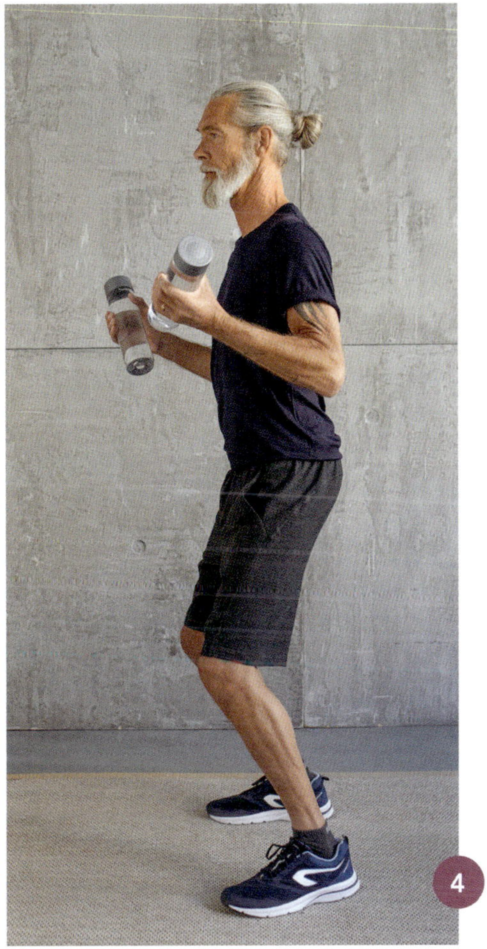

FORTGESCHRITTENE VARIANTE

- Sie befinden sich im aufrechten Stand, die Füße stehen parallel nebeneinander, Ihre Körpermitte ist fest, das Becken in neutraler Stellung. Nehmen Sie in jede Hand eine Hantel oder eine Wasserflasche. (3)
- Nun führen Sie den Unterarm nach oben zur Schulter, die Ellenbogen bleibt fest am Körper. (4) Beim Absenken der Arme drehen Sie die Faust zum Boden.
- 3-mal 12–15 Wiederholungen

ÜBUNG 7: BRIDGING

Aktiviert die Bein- und Gesäßmuskulatur.

Das benötigen Sie: eine rutschfeste Matte und für die fortgeschrittenen Varianten einen Pezziball und ein Miniband

So geht's

- Begeben Sie sich in die Rückenlage, die Füße so nah wie möglich am Gesäß. Die Arme liegen neben dem Körper. (1)
- Heben Sie das Becken an, halten Sie die Position am höchsten Punkt kurz und spannen Sie das Gesäß fest an, als würden Sie eine Nuss knacken wollen. (2)
- Senken Sie das Becken langsam wieder zum Boden ab.
- 3-mal 12–15 Wiederholungen

WICHTIG

Halten Sie die Spannung im Rumpf während der gesamten Übung.

1

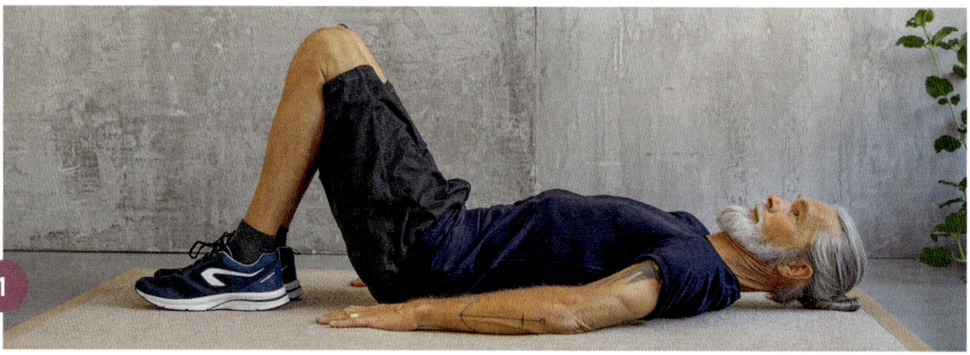

2

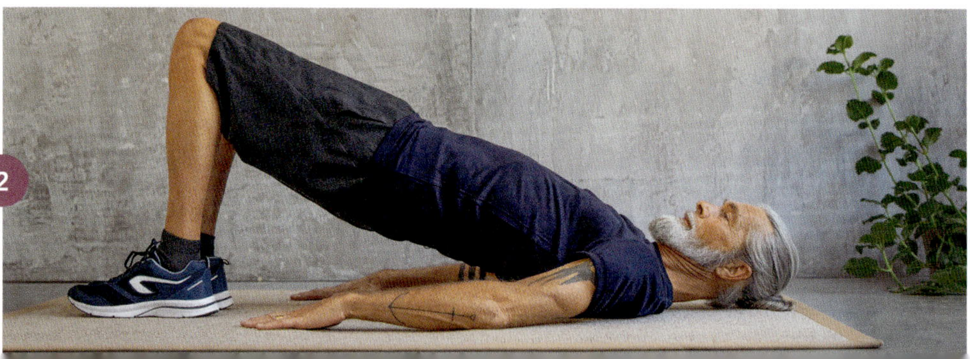

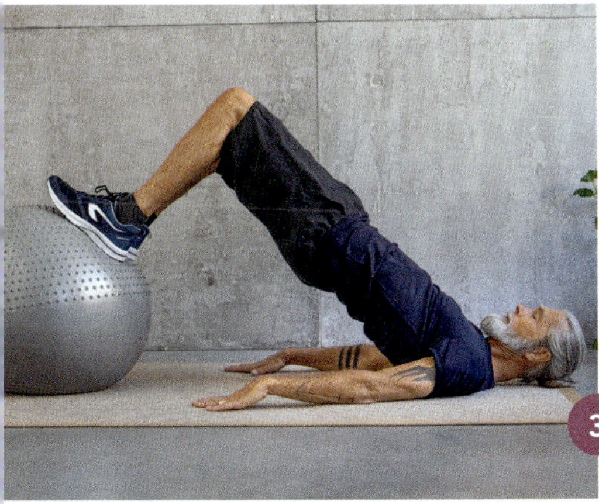

3

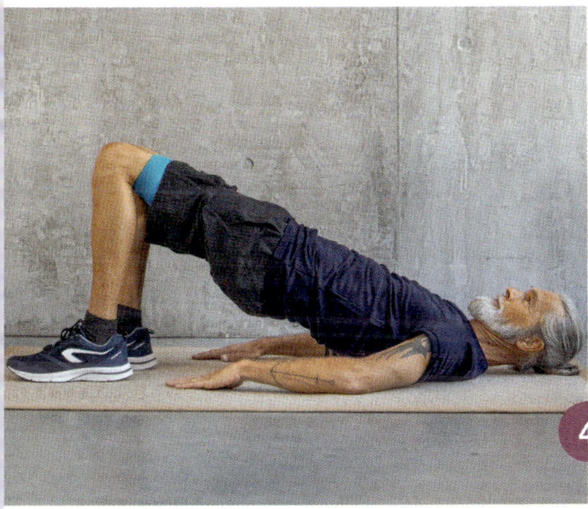

4

FORTGESCHRITTENE VARIANTEN

- **Mit Pezziball:** Legen Sie Ihre Füße auf den Pezziball. In dieser Position muss der Körper mehr ausgleichen und stabilisieren, sodass die Muskulatur der Beinrückseiten mehr arbeitet.
- Heben Sie das Becken an und halten Sie am obersten Punkt die Position kurz. (3) Senken Sie das Becken langsam wieder ab. Die Belastung ist hier in der Gesäßmuskulatur sowie in der Beinrückseite zu spüren.
- 3-mal 12–15 Wiederholungen
- **Mit Miniband:** Legen Sie das Miniband um die Oberschenkel, kurz oberhalb der Knie. Die Beine werden gegen den Widerstand gespreizt. Dies dient als Unterstützung, damit die Knie nicht nach innen fallen.
- Heben Sie das Becken an, am obersten Punkt spannen Sie Ihren Po an und halten diese Position kurz. (4) Senken Sie das Becken dann langsam wieder ab.
- 3-mal 12–15 Wiederholungen

WICHTIG

Während der gesamten Übungsausführung bleibt der Rumpf in Spannung, das Gesäß soll nicht zum Boden durchhängen.

ÜBUNG 8: CRUNCH

Aktiviert die Bauchmuskulatur.

Das benötigen Sie: eine Matte und für die fortgeschrittene Variante einen Trainingsball von der Größe eines Fußballs

So geht's

- Legen Sie sich auf den Rücken, die Beine sind aufgestellt. Die Fußspitzen zeigen nach oben und die Hände liegen seitlich locker an den Ohren. (1)
- Rollen Sie die Wirbelsäule leicht nach oben ein und halten Sie die Position kurz. (2) Senken Sie den Oberkörper dann wieder ab.
- 3-mal 12–15 Wiederholungen

WICHTIG

Ziehen Sie nicht den Kopf nach oben, wenn Sie den Oberkörper aufrichten.

1

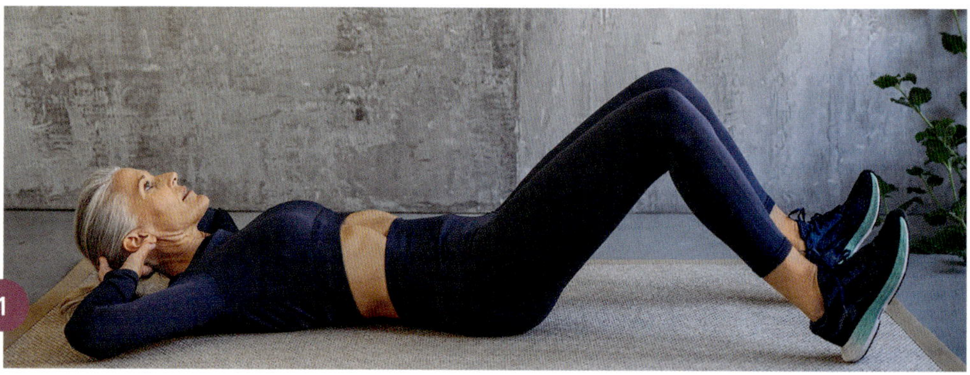

2

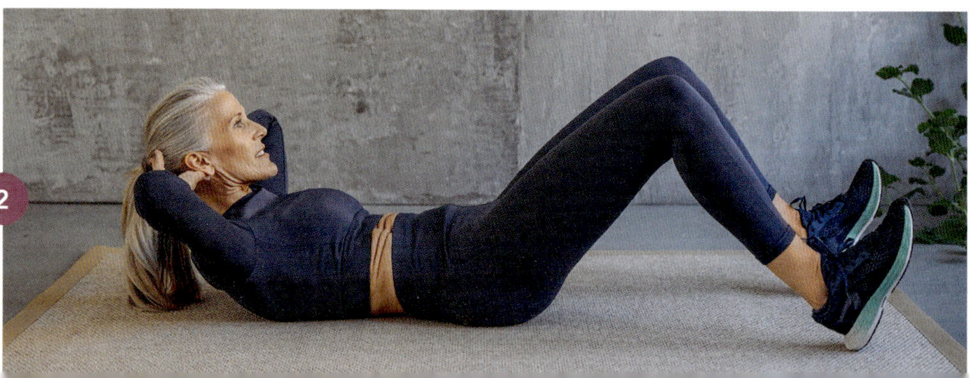

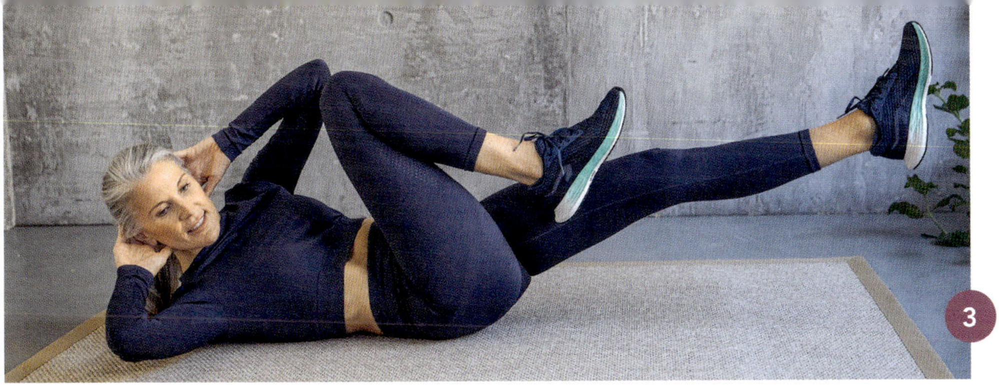

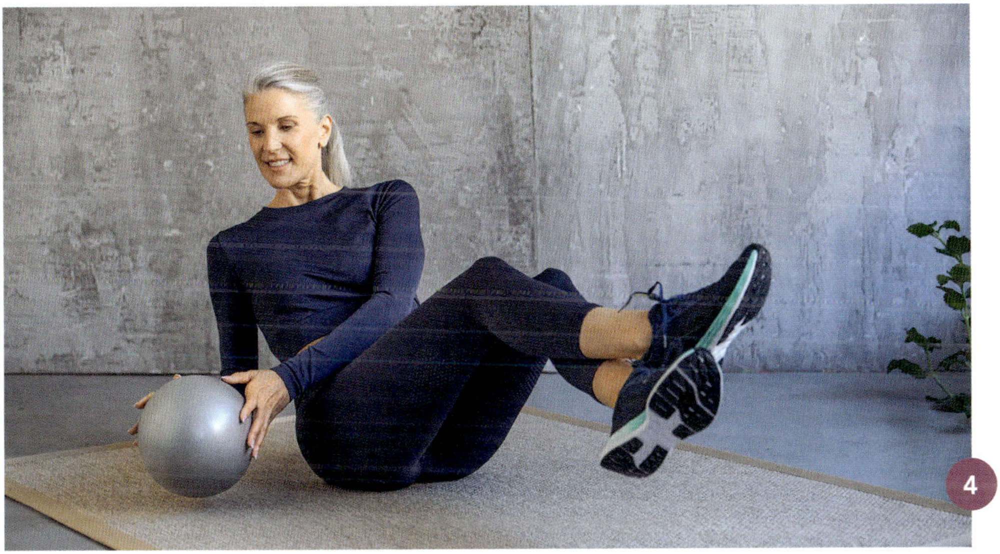

FORTGESCHRITTENE VARIANTEN

- **Mit Oberkörperrotation:** Führen Sie beim Aufrichten des Oberkörpers links und rechts im Wechsel die Ellenbogen diagonal zu den Knien. Der rechte Ellenbogen wird zum linken und der linke Ellenbogen zum rechten Knie gebracht. (3) Das andere Bein ist jeweils ausgestreckt und angehoben.
- 3-mal 12 Wiederholungen

- **Mit Ball:** Der Ball liegt seitlich des Beckens. Die Beine sind leicht angehoben, ein Unterschenkel ist über den anderen gelegt.
- Greifen Sie nach dem Ball (4) und rotieren Sie den Rumpf von einer Seite zur anderen. Der Ball wird dabei jeweils leicht auf den Boden aufgesetzt.
- 3-mal 12–15 Wiederholungen

ÜBUNG 9: PLANK

Aktiviert Bein-, Arm-, Rücken-, Schulter- und Bauchmuskulatur.

Das benötigen Sie: eine rutschfeste Matte

So geht's

- Begeben Sie sich in den Unterarmstütz. Die Beine sind angewinkelt, sodass die Unterschenkel nach oben zeigen. Halten Sie die Position 30 Sekunden. (1)
- 3 Wiederholungen

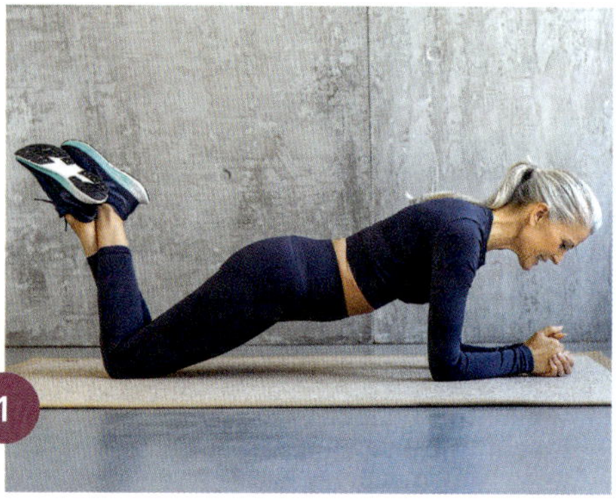

1

WICHTIG

Achten Sie darauf, dass der Rumpf während der ganzen Übungsdurchführung unter Spannung steht und nicht zum Boden durchhängt.

FORTGESCHRITTENE VARIANTE

- Begeben Sie sich in den Unterarmstütz, die Füße sind aufgestellt, die Beine ausgestreckt. Der Körper bildet eine Linie, die Schultern befinden sich über den Ellenbogen, der Rumpf ist angespannt. Halten Sie die Position 60 Sekunden. (2)
- 3 Wiederholungen

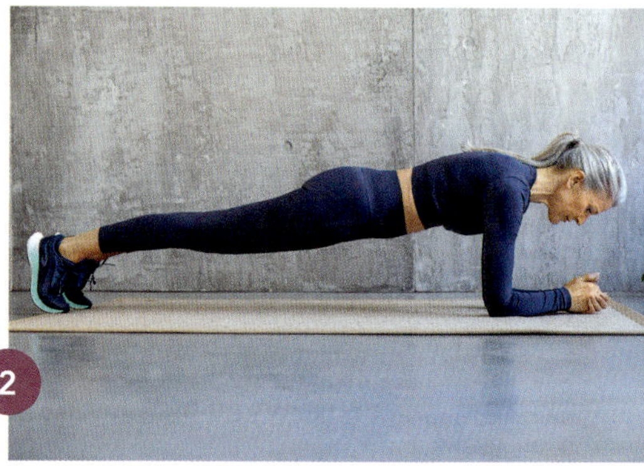

2

ÜBUNG 10: PLANK SEITLICH

Aktiviert den gesamten Core-Bereich.

Das benötigen Sie: eine rutschfeste Matte

So geht's

- Sie liegen seitlich mit aufgestütztem Unterarm auf der Matte, die Füße aufeinander, die obere Hand in die Hüfte gestützt. (1)
- Heben Sie ihr Becken an, sodass der Körper eine schräge Linie bildet (2), und senken Sie das Becken wieder ab – ohne es ganz abzulegen. Vielmehr soll es ein wenig über dem Boden in Position gehalten werden, um es dann erneut anzuheben.
- 2-mal 30 Sekunden auf jeder Seite halten, später auf 45 und 60 Sekunden steigern.

WICHTIG

Achten Sie darauf, dass Sie kein »V« bilden, dass also der Po nicht nach hinten gerichtet ist.

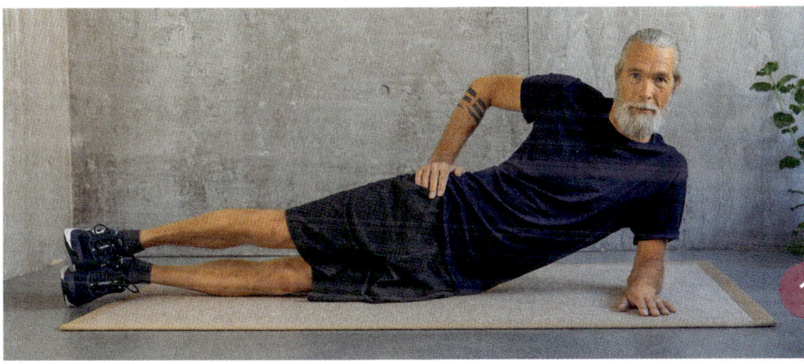

1

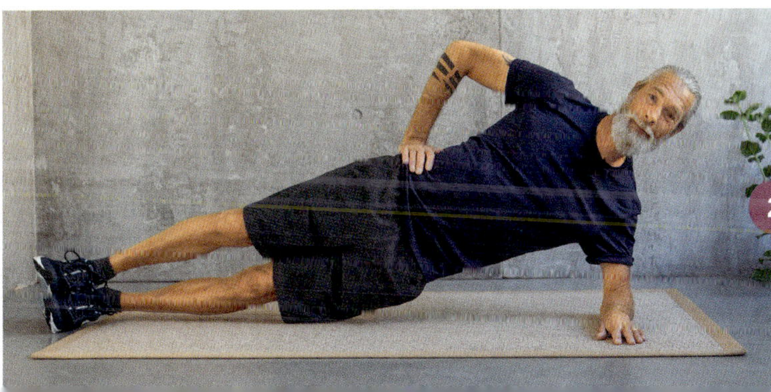

2

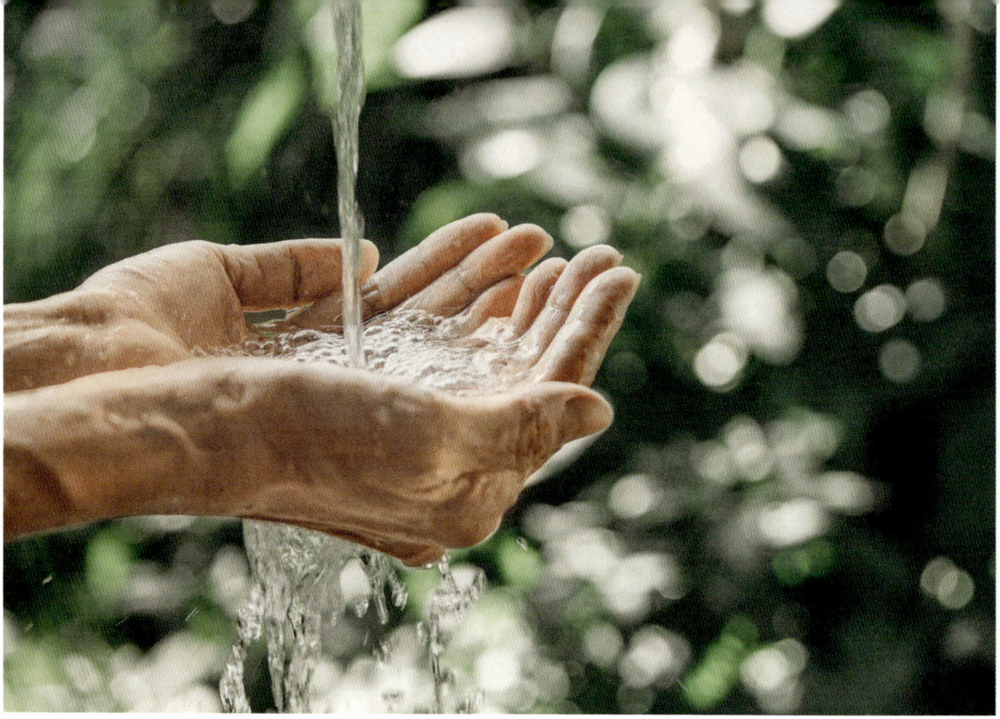

JUNGBRUNNEN POLARISIERTES TRAINING

Wer will nicht gut aussehen, leistungsfähig und fit sein, zugleich aber auch gesund?! Der Trend in der Gesellschaft sieht jedoch nach wie vor anders aus, obwohl es schon seit Jahrzehnten Empfehlungen für einen gesünderen Lebensstil gibt. Dieser Trend scheint sich sogar zu verfestigen und zu verstärken: Die Menschen, vor allem in der westlichen Welt, werden immer träger und schwerfälliger. Bereits 60 bis 70 Prozent der Menschen leiden unter den gesundheitlichen Folgen von Bewegungsmangel. Gründe dafür sind sitzende Tätigkeiten und die weiter wachsende Motorisierung des Alltags. Die Folge: Unser Körper kann nicht alles verbrauchen, was wir an Nahrung zu uns nehmen. Bewegungsmangel ist in unserer Gesellschaft deshalb die Hauptursache für Übergewicht und eine

Vielzahl von Krankheiten. Denn werden Muskeln, Herz oder Kreislauf nicht ausreichend gefordert, verlieren sie an Leistungsfähigkeit. Kurzatmigkeit, Bluthochdruck, koronare Herzerkrankungen und Diabetes Typ 2, also die sogenannten Zivilisationskrankheiten, resultieren daraus. Hinzu kommt, dass der Mensch im Alter fortschreitend Muskelmasse einbüßt. Je älter wir werden, desto wichtiger ist es demnach, Muskeln zu erhalten und aufzubauen. Use it or lose it!

Lange Zeit dachten Mediziner, das wachsende Problem von Übergewicht in unserer Gesellschaft lasse sich mit Ausdauersport lösen. Regelmäßiges Laufen etwa stand jahrelang an oberster Stelle, wenn es darum ging, durch Bewegung Pfunde zu verlieren. Doch es mangelte an Motivation bei den Betroffenen – entsprechend mäßig waren die Erfolge. So stellt sich schon länger die Frage, mit welchen Maßnahmen der Mensch effizienter das Ziel von Gewichtsreduktion und Fitness erreichen kann.

Die Empfehlung lautet: polarisiertes Training. Es wirkt wie ein echter Jungbrunnen – für jeden!

Das bedeutet, dass intensivere Trainingsprogramme mit weniger intensiven kombiniert werden, beim Ausdauer- wie auch beim Krafttraining. Wie das im Detail funktioniert, werden wir uns auf den folgenden Seiten genauer ansehen.

DER REIZ BESTIMMT DEN ERFOLG

Anpassungsvorgänge des Körpers im Sinne einer Superkompensation werden nur ausgelöst, wenn eine bestimmte Reizstärke überschritten wird. Diese Reizstärke ist abhängig vom Leistungsniveau des Sportlers.

Übersetzt heißt das: No pain, no gain. Also: Ohne Anstrengung kein Gewinn. Wer nachhaltig seine Leistungsfähigkeit erhöhen und sein Gewicht reduzieren möchte, dem bleibt nichts anderes übrig, als an seine körperlichen Grenzen zu gehen. Anders funktioniert es nicht.

Professor Dr. Wildor Hollmann hat es wissenschaftlich formuliert: »Struktur und Leistungszustand eines Organismus werden bestimmt vom Erbgut sowie von der Qualität und Quantität der Beanspruchung. Je intensiver (innerhalb physiologischer Grenzen) ein Organ gefordert wird, desto stärker passt es sich der Belastung an, desto leistungsfähiger und widerstandsfähiger wird es. Der richtige Reiz für die Entwicklung und Erhaltung der Leistungsfähigkeit der inneren Organe, speziell von Herz, Kreislauf und Stoffwechsel, ist die dynamische Beanspruchung großer Muskelgruppen (etwa mit Laufen oder Walken in wechselnden Intensitäten).«

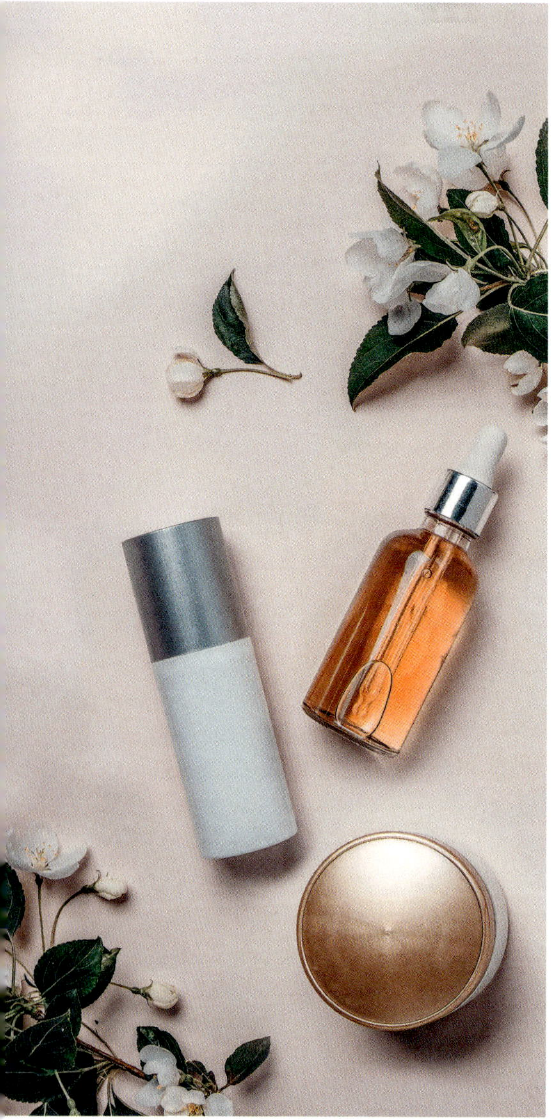

Eine Vielzahl von Anti-Aging-Mitteln ist im Angebot, doch bei den meisten dürfte die Wirkung eher fragwürdig sein.

Polarisiertes Training heißt: mit wechselnden Intensitäten Ausdauer und muskuläre Leistungsfähigkeit trainieren und so konsequent dem Fitnessverlust im Alter entgegenwirken.

Egal, ob Sie bereits sportlich aktiv sind und immer waren oder ob Sie allmählich das Gefühl haben: »Jetzt muss ich aber mal was für mich tun, wenn ich nicht völlig einrosten möchte«: Was viele Anti-Aging-Produkte, Diäten oder Gesundheitsmittelchen versprechen – polarisiertes Training kann hier wissenschaftlich belegt sicherlich mehr bringen.
Sie erhalten sich Ihre sportlichen Fähigkeiten, bleiben autonom und leistungsfähig, Ihr Körper ist in der Lage, sich schnell zu regenerieren, und Sie beugen den meisten Zivilisationskrankheiten, wie Herz-Kreislauf-Erkrankungen oder Diabetes Typ 2, wirksam vor.

KRAFT UND AUSDAUER AN EINEM TAG

Beginnen Sie mit dem Krafttraining und führen Sie anschließend Ihr Ausdauertraining durch.
Für ein Krafttraining sollten Sie komplett ausgeruht sein, daher ist diese Reihenfolge von Vorteil.

INTELLIGENT KOMBINIERT: MODERATES UND INTENSIVES TRAINING

Das polarisierte Training beschreibt eine Methode, die Ausdauer- und Muskeltraining in ein und derselben Sportart so kombiniert, dass wir beides gleichzeitig erlangen: Ausdauer sowie muskuläre Leistungsfähigkeit.

Baustein HIT

HIT bedeutet High Intensity Training. Mit diesem Intensiv-Intervalltraining lassen sich in kurzer Zeit besonders wirkungsvoll auch gesundheitlich wertvolle Trainingseffekte erzielen. Deshalb wurde es bisher vor allem im Leistungssport praktiziert.

Das Rezept lautet: kürzere und weniger häufige, dafür umso intensivere Trainingseinheiten, zwei- bis dreimal pro Woche. Die muskuläre Leistung wird vor allem durch die erhöhte Trainingsintensität stimuliert.

Bei HIT handelt es sich um eine Weiterentwicklung des bislang bekannten Intervalltrainings. Zwar gibt es nach wie vor niedrige und hohe Intensitäten im Wechsel, doch haben sich Dauer, Intensität und Häufigkeit verändert.

Die Methode basiert auf den wissenschaftlichen Forschungsergebnissen über die Wirkung von Bewegung auf das Gewebe, insbesondere in der Muskelfaser (mehr zum Muskelaufbau ab **Seite 54**).

HIT macht sich außerdem folgende Erkenntnis zunutze: Bei jeder Art von Sport werden fünf motorische Beanspruchungsformen mehr oder weniger trainiert – Kraft, Ausdauer, Schnelligkeit, Flexibilität und Koordination. Nehmen wir das Beispiel Tennis: Hier wird die Koordination sehr intensiv, die Ausdauer nur mittelmäßig und die Kraft kaum beansprucht. Beim Gewichtheben hingegen geht es hauptsächlich um Technik und Kraft, weniger um Ausdauer.

Inzwischen weiß die Präventivmedizin, dass Menschen, die gesund und leistungsfähig sein möchten, aber auch ihr Gewicht kontrollieren wollen, idealerweise Kraft und Ausdauer trainieren, und das in wechselnden Intensitäten. Dies hat erwiesenermaßen die überzeugendste Wirkung auf den Körper.

Hier bietet sich vor allem bei Zeitknappheit die Trainingsmethode HIT an. Denn mit dem intensiven Intervalltraining lässt sich besonders effizient – also mit deutlich weniger Zeitaufwand (siehe die Trainingspläne ab **Seite 104**) – die Ausdauer trainieren und dabei gleichzeitig die muskuläre Leistungsfähigkeit steigern. Das Besondere ist die veränderte Umfangs- und Intensitäten-Steuerung von Ausdauersportarten wie Jogging, Nordic Walking, Schwimmen oder Radfahren.

Trainiert wird idealerweise an drei Tagen die Woche. Zwischen den HIT-Einheiten ist ein Tag Pause dringend zu empfehlen. Diese Tage eignen sich ideal für Ihr Krafttraining (siehe **Seite 53 ff.**). Warum, steht unten im Kasten (Trainingshäufigkeit).

DIE INTENSITÄT MACHT'S

Die Grundlagen des HI-Trainings wurden in den 1970er-Jahren von Arthur Jones geprägt – einem berühmten amerikanischen Bodybuilder und Erfinder der Nautilus-Trainingsgeräte. Jones war der Ansicht, für den Aufbau von Muskeln sei die Trainingsintensität von besonderer Bedeutung. Deshalb trainiert man mit seinem System wesentlich intensiver, dafür weniger umfangreich. Weiterentwickelt wurde das Trainingssystem von Mike Mentzer unter dem Begriff »Heavy Duty«. Er machte sich in den späten 1970er- und frühen 1980er-Jahren einen Namen in der Bodybuildingszene. Für viele wurde er zu einem Guru für High Intensity Training.
Sie können HIT zum Beispiel mit dem Fahrrad ausüben, indem Sie abwechselnd in einem niedrigen Gang zügig fahren und in einem hohen Gang Vollgas geben. Das Gleiche gilt fürs Schwimmtraining. Laufsportarten wie Jogging oder Nordic Walking eignen sich jedoch am besten für ein regelmäßiges, effizientes HI-Training (mehr dazu ab **Seite 85**).
Das sieht so aus: Anstatt wie bisher Ihr Nordic-Walking-Training über ein paar Kilometer in gleichmäßigem Tempo zu absolvieren (Pulsfrequenz 200 minus halbes Lebensalter oder etwa 2 bis 3 auf der Borg-Skala, **Seite 84**), verändern Sie immer wieder die Intensität. Das heißt, Sie verschärfen das Tempo spürbar – keine Angst, nur für vier kurze Intervalle, um damit den beteiligten Muskeln den notwendigen Wachstumsimpuls zu geben.

SCHLÜSSELFAKTOREN DES HI-TRAININGS

- **Trainingshäufigkeit:** Da sich der Muskel während der Regenerationsphase und nicht während des Trainings anpasst, setzt das HI-Training nur den Reiz zum Muskelwachstum. Daher sollte jeder Muskel erst nach einer ausreichenden Erholungsphase wieder belastet werden.
- **Trainingsintensität:** Sie ist der ausschlaggebende Faktor für ein erfolgreiches HI-Training. Gemeint ist damit die Leistung, die in der Trainingszeit erbracht wird. Bei kurzer Trainingsdauer können Sie die Trainingsintensität erhöhen. Ziel ist es, den Muskel möglichst stark zu belasten.
  Der Grundgedanke beim HIT ist es demnach, den Anpassungsreiz für den Muskel mit einer hochintensiven, aber kurzen Belastung zu setzen.
- **Trainingsdauer:** Die Übungsintensität muss der Dauer angepasst sein.

MUSKELAUFBAU UND MUSKELTRAINING

Positive Effekte des Muskelaufbaus sind:

- Verbesserte muskuläre Leistungsfähigkeit (Alltagsathletik, siehe **Seite 53**)
- Mehr Muskelmasse für mehr Lebensqualität und längere Autonomie im Alter
- Erhöhte allgemeine Fitness
- Erhöhter Grundumsatz und damit Prävention von Übergewicht
- Vorbeugung von Muskel-Skelett-Erkrankungen wie Osteoporose

Niemand muss für ein ordentliches Muskelwachstum unbedingt ins Fitnessstudio gehen und Hanteln stemmen. Schließlich sagt die Statistik, dass dafür bei den meisten Menschen auf Dauer die Motivation fehlt: Von zehn, die ein Krafttraining beginnen, werfen neun schon nach kurzer Zeit die Flinte wieder ins Korn.

Die Ursache haben sportpsychologische Studien gezeigt: Die Ziele werden zu hoch gesteckt und können in der erwarteten Zeit nicht erreicht werden. Manche Menschen finden das Training eintönig und langweilig, zugleich ist der Aufwand relativ hoch. Damit sinkt die Motivation ganz schnell gegen null. HIT hingegen nutzt die Akzeptanz und Freude an Ausdauersportarten wie Jogging oder Nordic Walking, um den Muskel auf eine Weise zu belasten, die gleichzeitig die roten und die weißen Muskelfasern wachsen lässt (siehe **Seite 13 ff.**). Das Geheimnis besteht im rhythmischen Wechsel zwischen moderater

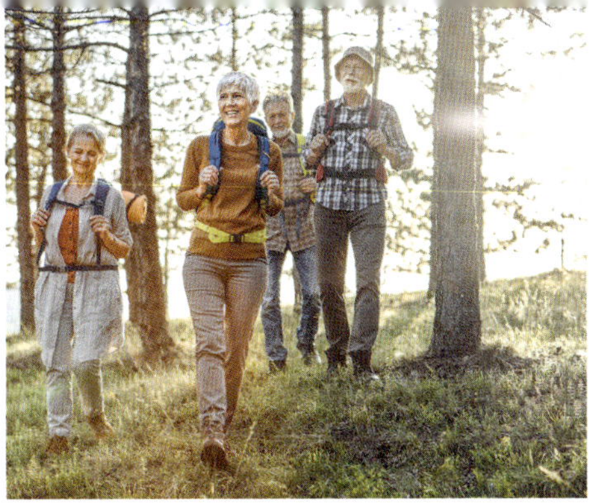

Ein genussvoller Ausflug und sportliches Training schließen einander nicht aus.

Belastung und hohen Intensitäten (Spurts), die den Muskel intensiv belasten und damit die Struktur der Muskelzelle verändern. Voraussetzung dafür ist, dass die hohe Intensität zunächst für einige Sekunden, später auch Minuten aufrechterhalten wird. Auf das intensive Intervall erfolgt dann eine aktive Regenerationsphase mit leichter Intensität. Das sollten Sie zunächst 3- bis 5-mal in direkter Folge durchführen.

Auf diese Weise werden gezielt das Herz-Kreislauf-System und die Typ-II-Muskelfasern belastet. Verantwortlich dafür sind Wachstum anregende, fachlich als anabole Faktoren bezeichnete Hormone, die besonders bei ho-

Fazit: Für Erhalt und Wachstum der Muskeln ist eine gewisse Zeit in höherer Intensität förderlich – je höher, desto stärker der Anpassungsreiz.

hen Intensitäten freigesetzt werden. Wichtig ist anschließend eine ausreichende Regeneration, damit der Körper Zeit hat, seinen Funktionszustand wiederherzustellen und sich anzupassen.
Das heißt: Sie müssen eine gewisse Reizschwelle überwinden, was besonders gut in höheren Bereichen in der Borg-Skala möglich ist (siehe unten).

POLARISIERTES AUSDAUERTRAININIG

Beim Ausdauertraining werden einzelne Muskelgruppen weniger intensiv und dynamisch belastet. Daher werden im Muskel eher die Typ-I-Fasern adressiert (siehe **Seite 13ff.**). Außerdem wirkt durch die Arbeit von Herz und Gefäßen Ausdauertraining vielfältig positiv auf das Herz-Kreislauf-System und auf den Stoffwechsel. Es werden je nach Intensität zahlreiche Myokine freigesetzt, wie das IL-6, BDNF, Irisin, FSTL1 und Musclin. So werden verschiedenste Organe und Gewebe im Körper durch die Muskelarbeit positiv beeinflusst.
Beim Ausdauertraining ist der Effekt der Myokinproduktion vor allem auf den Energieumsatz im Muskel zurückzuführen. Das bedeutet, je mehr ich meine Energiespeicher entleere, desto mehr Myokine werden ins Blut freigesetzt.

BORG-SKALA ZUR SELBSTEINSCHÄTZUNG

Natürlich ist es schwer, die Intensität von Anstrengung einzuschätzen – sie hängt von der individuellen körperlichen Verfassung und Fitness ab. Eine gute Möglichkeit, das subjektive Empfinden als Messgröße einzusetzen, bietet die Borg-Skala. Sie erfasst empfundene Atemnot in einer Skala von 1 bis 10.

0 = überhaupt keine Atemnot
0,5 = sehr, sehr mild (nur knapp wahrnehmbar)
1 = sehr mild
2 = mild
3 = mäßig
4 = recht schwer
5 = schwer
6 = etwas schwerer
7 = sehr schwer
8 = sehr, sehr schwer
9 = extrem schwer (fast maximal)
10 = maximale Atemnot

In den intensiven Phasen des HI-Trainings sollte aufgrund der empfundenen Atemnot das Belastungsgefühl mindestens 7 auf der Borg-Skala betragen.
Wer sich hingegen lieber an der **Pulsfrequenz** orientiert, für den gilt in den Intensivphasen die folgende Formel: Pulsfrequenz von 200 minus halbes Lebensalter.

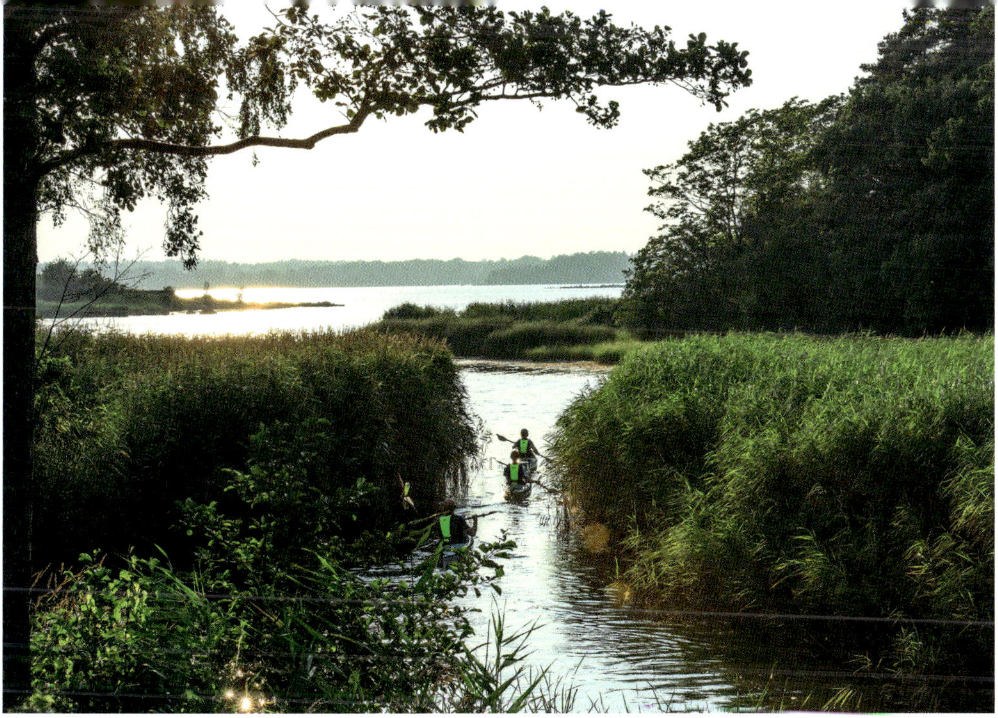

HIT-METHODEN IM AUSDAUER-SPORT

Ausdauersportarten können Sie in einem kontinuierlichen Tempo betreiben, aber auch als HI-Training (HIT) in den Alltag integrieren, wie zum Beispiel Jogging oder Nordic Walking. Sie fördern die Gesundung des Fett- und Kohlenhydratstoffwechsels sowie des Herz-Kreislauf-Systems, weil sie …

- die Triglycerid- und Cholesterinwerte optimieren
- die Fettverbrennung stimulieren
- den Leberstoffwechsel regulieren
- die Gefäßgesundheit unterstützen und dadurch Arteriosklerose vorbeugen
- vor Diabetes schützen
- die maximale Sauerstoffaufnahmekapazität und damit die Ausdauerleistungsfähigkeit erhöhen
- die Durchblutung des Herzens fördern

- die Blutgefäße elastischer machen und dadurch dem Bluthochdruck vorbeugen
- präventiv gegen Herzinfarkt und Schlaganfall wirken
- das Immunsystem stärken.

Das Besondere am Ausdauertraining ist, dass zusätzlich zu all diesen überzeugenden gesundheitlichen Vorteilen gleichzeitig auch ein Großteil unserer Muskeln beansprucht wird. Das bedeutet, wenn Sie in HIT-Intervallen trainieren, fördern Sie automatisch die Leistungsfähigkeit all dieser Muskeln und des Herz-Kreislauf-Systems.

Die Entscheidung, welche Ausdauersportart Sie ausführen möchten, hängt letztlich von Ihren individuellen Neigungen ab. Wir werden auf den folgenden Seiten einige ausführlicher vorstellen:

- Jogging
- Nordic Walking
- Radfahren
- Schwimmen
- Rudern

JOGGING

Laufen beziehungsweise Jogging bietet viele Vorteile: Sie brauchen keine komplexe Technik zu erlernen und müssen keine teuren Trainingsgeräte anschaffen.

Jogging hat eine positive Wirkung auf die gesamte Körperkonstitution. Die gesundheitlichen Vorteile seien hier noch einmal konkret benannt: Es ist gut für das Herz-Kreislauf-System, gleichzeitig verbessert sich die Sauerstoffversorgung von Herz und Muskulatur. Es senkt den Blutdruck, verbessert den Kohlenhydrat- und Fettstoffwechsel und wirkt so Übergewicht und Erkrankungen wie dem Typ-2-Diabetes entgegen.

Außerdem: Beim Jogging kommen fast alle Muskeln zum Zuge. Der Grund ist die »Flugphase« beim Laufen, in der sich kurzfristig beide Füße in der Luft befinden. Beim Hochkatapultieren des Körpers sowie bei der darauffolgenden Landung muss fast das Dreifache des Körpergewichts aufgefangen werden. Dadurch steigt der Energiebedarf um 400 bis 700 Kilokalorien pro Stunde. Durch diesen hohen Kalorienverbrauch während des Trainings ist Jogging sehr effektiv, vor allem, wenn Sie auf gesunde Weise abnehmen wollen.

> Auch der Seele tut Joggen gut. Sie fühlen sich entspannter und ausgeglichener, wenn Sie regelmäßig trainieren.

Das Schöne am Laufen ist: Sie können praktisch überall joggen. Wer Zeit sparen möchte, startet direkt vor der Haustür. Genüsslicher ist es natürlich in der Natur mit sauerstoffreicher Luft und im bewusst wahrgenommenen Wechsel der Jahreszeiten.

Aufwärmen

Wichtig: Bevor Sie starten, sollten Sie sich aufwärmen. Etwa mit ein paar Mobilisationsübungen oder leichtem Jogging auf der Stelle. Laufen Sie nicht zu schnell los! Sie sollten vielmehr langsam in die Gänge kommen. Das heißt, die ersten 5 Minuten dienen dazu, dass sich der Stoffwechsel optimal auf die Belastung einstellen kann. Auch die Gelenke und der gesamte Bewegungsapparat werden auf die Belastung vorbereitet.

Am Ende der Laufeinheit sollten Sie locker auslaufen und nach Belieben ein paar Dehnübungen absolvieren.

Keine Angst vor dem Einstieg

Anfänger beginnen am besten langsam. Starten Sie zu Beginn mit Jogging und Gehen im Wechsel, um dann den Jogginganteil peu à peu zu steigern. Genaueres finden Sie im Trainingsplan ab **Seite 104**.

Wann ist abzuraten?

Grundsätzlich kann jeder Mensch joggen, doch bei starkem Übergewicht und bei geschädigten Gelenken sollten Sie Walking oder Nordic Walking bevorzugen. Denn die Belastung für die Gelenke ist beim Laufen deutlich höher.

Eine weitere ärztlicherseits empfohlene Einschrankung sind Vorerkrankungen der Fuß-, Knie- und Hüftgelenke. Wer bisher sportlich nicht aktiv war, sollte vorab eine sportarztliche Untersuchung machen lassen. Das gilt auch bei anderen Vorerkrankungen und für Wiedereinsteiger.

Jogging-Technik

Körperhaltung und Atmung sind wichtige Bestandteile der richtigen Lauftechnik. Versuchen Sie, locker und entspannt zu laufen. Halten Sie den Körper bewusst aufrecht, um die natürliche Atmung zu unterstützen. Atmen Sie ruhig und finden Sie während der Belastung Ihren individuellen Atemrhythmus. Die Arme schwingen locker, aber aktiv mit, wobei die Ellenbogen mit wachsendem Tempo bis zu 90 Grad gebeugt werden. Achten Sie darauf, die Schultern nicht hochzuziehen und zu verkrampfen. Und nicht zuletzt: Laufen Sie flach. Das bedeutet, dass sich der Körperschwerpunkt nur wenig auf und ab bewegt. Steigern Sie nicht zu früh die Belastung, die Muskeln gewöhnen sich zwar meist schnell daran, doch Sehnen, Bänder und Gelenke brauchen länger, um die zunehmende Belastung zu verkraften.

Vorschlag für HIT

Hier eine mittlere fortgeschrittene Einheit:

- 4 Minuten joggen
- 30 Sekunden zügig laufen
- 4 Minuten joggen
- 30 Sekunden zügig laufen
- 4 Minuten joggen
- 30 Sekunden zügig laufen
- 4 Minuten joggen
- 30 Sekunden zügig laufen

NORDIC WALKING

Sehen wir uns zunächst kurz das Walking selbst an. Es ist das einfachste Fitnesstraining überhaupt und auch zum Abnehmen wunderbar geeignet. Jeder, der gehen kann, kann auch walken. Es sollte mit ein wenig mehr Tempo geschehen als beim Spazierengehen, um ins Schwitzen zu kommen. Sie brauchen dazu ein paar bequeme Schuhe und wetterfeste Kleidung, dann können Sie bei jedem Wetter starten. Spezielle Sportkleidung ist nicht unbedingt erforderlich. Doch wer möchte, kann sich in entsprechenden Geschäften gut ausstatten.

Sportmediziner sind vom Walking als Fitnesstraining deshalb sehr angetan, weil man in jedem Alter damit anfangen und sich steigern kann, ohne die Gelenke zu überfordern. Wie das Jogging dient es der Entspannung, ist gut für das Herz-Kreislauf-System und für den Stoffwechsel.

Beim Nordic Walking kommen zusätzlich noch die Stöcke zum Einsatz. Anders als beim normalen Walking aktiviert Nordic Walking

Mancherorts sind Wege fürs Jogging und Nordic Walking extra ausgezeichnet.

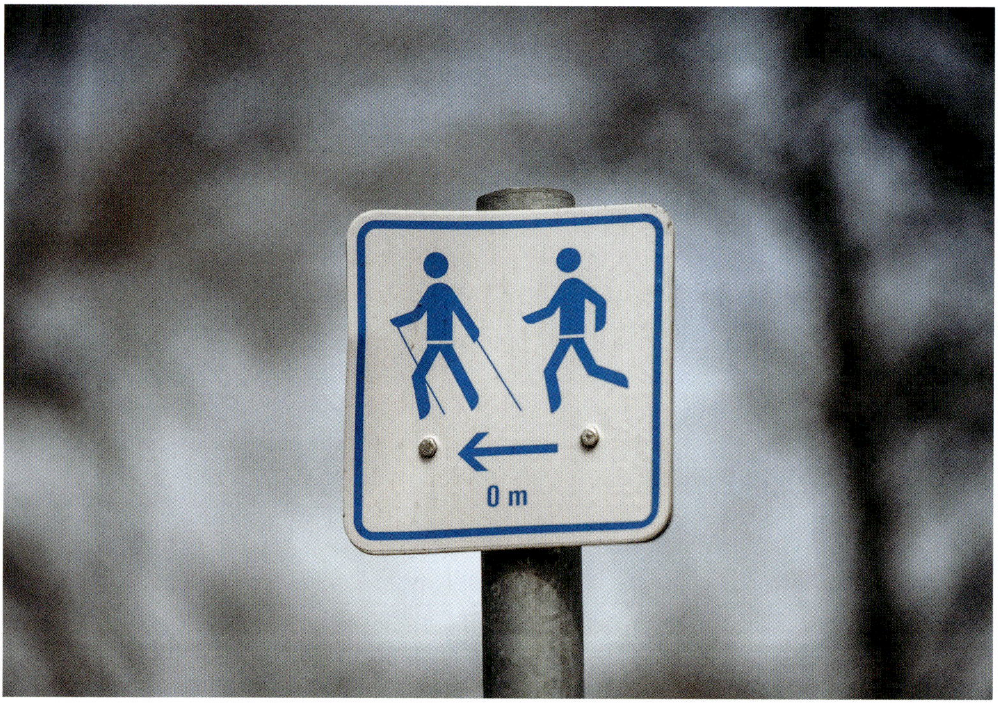

damit nicht nur die Beinmuskeln, sondern auch fast alle Muskeln am Oberkörper – insbesondere an Armen, Schultern, Brust und Rücken. 65 Prozent der Gesamtmuskulatur sind im Einsatz. Dadurch wird ein gutes Drittel mehr Kalorien verbraucht als beim zügigen Gehen ohne Stöcke. Die Stöcke sind somit Trainingsgeräte, deren Einsatz einen zusätzlichen Trainingsreiz auf die Oberkörpermuskulatur erzeugt.

Nordic Walking trainiert außerdem die koordinativen Fähigkeiten und ist als intensives Intervalltraining geeignet – also bestens für das Umsetzen von HIT.

Die Grundtechnik des Nordic Walking folgt dem physiologischen Bewegungsmuster des Menschen und ist deshalb eine harmonische, dynamische und effektive Trainingsform mit überzeugenden Vorteilen:

- Ökonomisch (wenig Einsatz, viel Wirkung)
- Effektives Gewichtsmanagement (Fettstoffwechsel) bei geringer Gelenkbelastung
- Ganzkörperbewegung (viel Muskeleinsatz, deshalb guter Kalorienverbrauch)
- Training für Ausdauer und Kraft
- Motivierend (in der Gruppe mit Unterstützung und Unterhaltung)
- Naturerleben

Nordic-Walking-Technik

Beim ersten Mal müssen die Handschlaufen auf die Handgröße eingestellt werden. Der Diagonalschritt oder Kreuzgang beim Nordic Walking gleicht der Bewegung beim Skilanglauf: Der rechte Stock hat gleichzeitig mit der linken Ferse Bodenkontakt und umgekehrt. Mithilfe der Stöcke drücken Sie sich vom Boden ab und vergrößern Ihre Schrittlänge. Führen Sie die Stöcke nah am Körper. Der Stock wird schräg nach hinten in Schubrichtung aufgesetzt. Am Ende des Arm-Stock-Schubs sind die Finger leicht geöffnet, sodass der Stock nur noch mit Daumen und Zeigefinger geführt wird. Beim Aufsetzen des Stocks greifen die Hände kurz zu.

Halten Sie die Schultern locker und entspannt, die Füße zeigen gerade in Laufrichtung. Der Körper ist aufrecht und wenn es bergauf geht, leicht nach vorn gebeugt. Talwärts fangen die Stöcke einen Großteil der Belastung auf die Beine ab. Außerdem sollten Sie, wenn es nach unten geht, die Schrittlänge verkürzen, das Gewicht nach hinten verlagern und die Knie leicht beugen.

Vorschlag für HIT

Folgendes Intervall kommt in Frage:

- Normales Walken im gewohnten Tempo
- Mit den Stöcken in einer Hand 20 Sekunden (damit beginnen Ungeübte) »mit angezogener Handbremse« rennen (auf keinen Fall sprinten) – entsprechend einer Intensität auf der Borg-Skala (siehe **Seite 84**) von 7 oder einer Pulsfrequenz von 200 minus halbes Lebensalter
- Danach wieder Walken im Wechsel
- Die intensive Lauffrequenz sollte pro Einheit viermal absolviert werden.

RADFAHREN

Beim Radfahren handelt es sich um eine Bewegungsform, die jeder als moderaten Ausdauersport betreiben kann und die gut in den Alltag zu integrieren ist. Dabei nutzen Sie das Rad zum einen als Sportgerät, zum anderen aber auch zur Bewältigung alltäglicher Wege, wie zum Beispiel auf der Fahrt zur Arbeit, zum Einkaufen oder als entspannte Spazierfahrt. In den zuletzt genannten Fällen unterstützt Sie das Fahrrad in Ihrer Alltagsaktivität.
Stellen Sie den Sattel so ein, dass Sie bequem sitzen und die Schuhferse bei gestrecktem Bein aufs untere Pedal gesetzt werden kann. Versuchen Sie, beim Fahren möglichst rund zu treten – schaffen Sie sich dazu gegebenenfalls Klickpedale an.
Da Sie beim Radfahren in einer sitzenden Position aktiv sind, werden weniger Muskeln als beim Jogging oder Walking genutzt. Dafür ist die Kraft aber sehr stark auf die Oberschenkel-, Waden- und Gesäßmuskeln fokussiert. Das hält die wichtigen großen Muskeln und auch das Herz-Kreislauf-System aktiv. Entsprechend werden auch beim Radfahren viele Myokine ausgeschüttet, von denen wir auch beim Jogging profitieren.
Fahren Sie bei niedriger Intensität mit dem Rad, so werden Kohlenhydrat- und Fettstoffwechsel aktiv, Letzterer bei längeren Einheiten verstärkt. Fahren Sie eine längere Tour von mehreren Stunden, so werden sogar über 70 Prozent des Energiebedarfs über die Verbrennung von Fetten abgedeckt.

Training mit dem Rad

Wenn Sie Ihr Fahrrad als Sportgerät nutzen möchten, sollten Sie eine gewisse Systematik ins Training einbauen. Nicht nur für Rennradfahrer, sondern auch für Sie als Gesundheitssportler ist es wichtig, Ihre Leistung langsam zu entwickeln. Jeder Anfänger und vor allem auch jeder Gesundheitssportler sollte zunächst einmal die sogenannte Grundlagenausdauer entwickeln. Man spricht hier vom Grundlagenausdauer-1-Bereich (GA1).
Hier geht es darum, in eher kontinuierlicher Geschwindigkeit im mittleren Herzfrequenzbereichen (60 bis 75 Prozent der maximalen Herzfrequenz) aktiv zu sein. Bei den meisten Menschen umfasst das beim Radfahren eine Spanne von 110 bis 150 Herzschlägen pro Minute. Dabei bewältigen Sie Strecken, an denen Sie Freude haben. Hier können Sie prinzipiell die Häufigkeit wählen, in der Sie trainieren, und entsprechend auch die Dauer einer jeden Trainingseinheit individuell anpassen. Manchmal ist es ja die Radfahrt zur Arbeit, die wertvolle gesundheitliche Effekte bringt. Auch wenn die Strecke vielleicht nur 20 Minuten lang ist, so hat vor allem die Regelmäßigkeit, mit der Sie sie zurücklegen, viele positive gesundheitliche Effekte.
Um beim Radfahren fortschreitende Trainingseffekte zu erzielen, empfiehlt es sich, dass Sie in jeder einzelnen Einheit etwas länger aktiv sind als beim Joggen. Ein guter Beginn wäre zum Beispiel, wenn Sie zwei- bis dreimal pro Woche 30 bis 40 Minuten konti-

nuierlich in dem erwähnten Herzfrequenzbereich Rad fahren. Je nach Intensität ist es gerade am Anfang auch passend, wenn ein oder zwei Tage Regenerationsphase das Training unterbrechen. So bleibt dem Körper Zeit, eine gute Grundlagenausdauer aufzubauen, die das Fundament der Ausdauerleistungsfähigkeit darstellt. Der ambitionierte Freizeit- und Leistungssportler bezeichnet diese Form des Trainings als Entwicklung des GA1-Bereichs. Wenn Sie sich steigern, können Sie sich in den GA2-Bereich vorarbeiten und nach einer Phase im GA1-Training Ihre Leistungsfähigkeit weiterentwickeln. Hier beträgt die Ziel-Herzfrequenz 75 bis 85 Prozent der maximalen Herzfrequenz, sodass Sie sich am Grenzbereich zur anaeroben Leistungsfähigkeit befinden, also einer Leistungsfähigkeit unter Sauerstoffmangel. In diesem Intensitätsbereich werden viele positive Effekte für das Herz-Kreislauf-System und die Muskulatur erzielt, was nicht zuletzt der Freisetzung von Myokinen zu verdanken ist. Sie können hier den GA1-Bereich mit dem GA2-Bereich gut kombinieren, sodass Sie zum Beispiel 10 Minuten im GA1-Bereich, 10 Minuten im GA2-Bereich und noch mal 10 Minuten im GA1-Bereich aktiv sind.

Intervalltraining

Auch im Radfahren können Sie ein Intervalltraining durchführen. Wie beim Walking und Jogging wechseln Sie hier systematisch zwischen kurzen intensiveren Belastungen und aktiven Pausen. In den aktiven Pausen fahren Sie weiter, aber eben in niedrigerer Intensität. Auch das Radfahren im hügeligen Gelände kann einen solchen Effekt erzielen.

Ein Rollentrainer ermöglicht Radfahren in den eigenen vier Wänden.

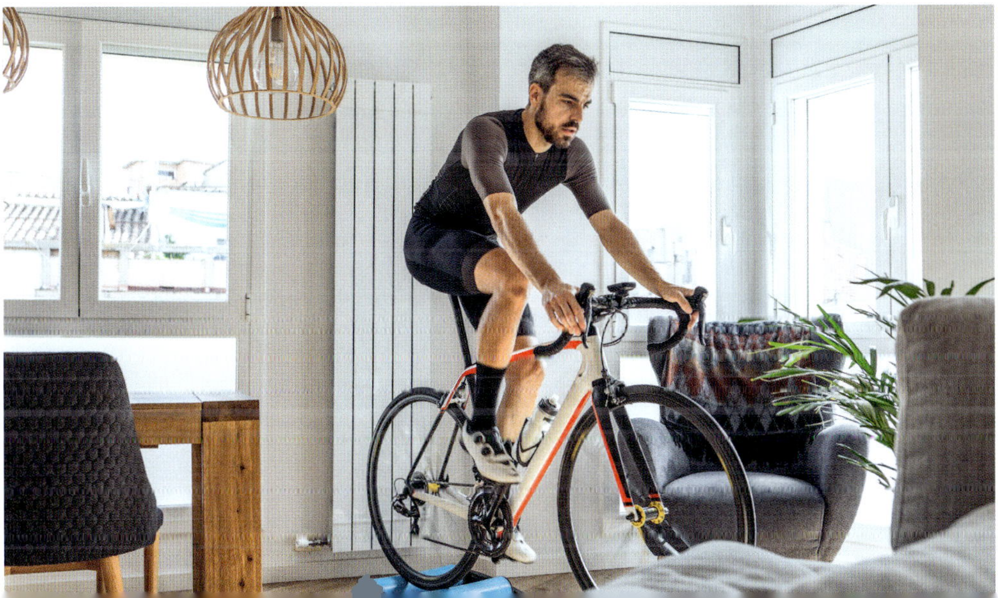

SCHWIMMEN

Regelmäßiges Schwimmen ist bekanntermaßen sehr gesund. Der Auftrieb des Wassers ist wohltuend und der Widerstand trainiert zahlreiche Muskeln. Das sorgt für die Freisetzung von Myokinen. Darüber hinaus eignet sich Schwimmen für Jung und Alt, bei Übergewicht und auch wenn orthopädische Beschwerden in Gelenken oder in der Wirbelsäule vorliegen, denn die Gelenke werden kaum belastet. Wichtig ist auch: Das Risiko für Verletzungen ist gering. Durch die vielen aktiven Muskeln ist der Kalorienumsatz hoch und auch das Herz-Kreislauf-System wird intensiv beansprucht. Nicht zuletzt kann die Schwerelosigkeit im Wasser die Stimmung aufhellen.

Mit den Schwimmbewegungen können Sie Ihre Muskeln je nach Belieben moderat oder intensiv trainieren. Jeder Schwimmstil hat dabei seine Vorzüge und aktiviert unterschiedliche Muskelgruppen. Durch die Körperspannung arbeitet bei allen Schwimmstilen auch immer die Rumpfmuskulatur mit.

Selbst wenn Sie schon lange nicht mehr geschwommen sind – dieser Sport eignet sich bestens für den Wiedereinstieg. Liegen Erkrankungen oder eine lange Phase der Inaktivität vor, sollten Sie allerdings eine sportmedizinische Untersuchung voranstellen.

Zunächst heißt es dann, sich wieder an das Medium Wasser zu gewöhnen. Steigen Sie am besten in dem Schwimmstil ein, den Sie kennen und vielleicht sogar technisch beherrschen und der Ihnen Freude bereitet. Sowohl Brust- als auch das Kraul- oder Rückenschwimmen haben gleichwertige gesundheitliche Wirkungen. Mit dem anfänglichen Üben gewinnen Sie auch an Technik und Koordination, sodass der Schwimmstil sich schnell angenehm und ökonomisch anfühlt.

Welchen Schwimmstil wähle ich?

Für viele Wiedereinsteiger ist das **Rückenschwimmen** ein angenehmer Schwimmstil. Beim Rückenschwimmen mobilisieren Sie vor allem den Rumpf und die Wirbelsäule und trainieren die umgebende Muskulatur. Kopf und Nacken werden vom Wasser getragen, Gesicht und Nase sind außerhalb des Wassers. So fällt das Atmen leicht und es stellt sich schnell ein Wohlfühleffekt ein. Beim Rückenkraulen wird der Armzug wechselseitig ausgeführt. Durch das Auf- und Abschlagen der Beine im Wechsel aktivieren Sie die Hüft- und die Beinmuskulatur. Wenn Sie rückwärts kraulen, sind auch Schulter- und Armmuskeln aktiv.

Die sicherlich am weitesten verbreitete Schwimmtechnik ist das **Brustschwimmen.** Hier beanspruchen Sie vor allem die Brust-, Arm- und Schultermuskulatur. Doch auch die Beine werden durch das kraftvolle Vorwärtstreiben in die Bewegung mit einbezogen. Achten Sie darauf, dass der Rumpf waagerecht zur Wasseroberfläche ausgerichtet ist und der Kopf nur beim Atmen aus dem Wasser schaut – was für die Anschaffung einer

Schwimmbrille spricht, weil sie das Eintauchen des Gesichts ins Wasser erleichtert. Halten Sie hingegen den Kopf dauerhaft aus dem Wasser, kann Ihre Nackenmuskulatur verspannen und das Schwimmen unangenehm werden. Beim Beinschlag sollten Sie den sogenannten Scherenschlag vermeiden. Gemeint ist eine Bewegung von oben nach unten. Sie machen alles richtig, wenn Sie bei der Bewegung die Form eines Schlüssellochs in der Ebene nachzeichnen. In ausgestreckter Position sollten sich Ihre Füße auf gleicher Höhe befinden und einander sogar berühren. Erfahrene Schwimmer trainieren ihre Kondition häufig durch das **Kraulschwimmen**. Für Anfänger ist es der etwas kraftaufwendigere Schwimmstil, weil möglicherweise auch das Atmen zunächst schwerfällt. Sobald Sie aber einen Atemrhythmus gefunden haben, ist es ein hervorragendes Training der Arm-, Brust- und Schultermuskulatur. Ihre Beine geben Ihnen durch Auf- und Abbewegungen aus der Hüfte Vortrieb und stabilisieren Ihren Rumpf im Wasser, sodass insgesamt auch Rumpf- und Hüftmuskulatur an der Bewegung teilhaben. Auch hier sollten Sie auf eine gute Körperspannung achten, wodurch eine Lage im Wasser mit wenig Widerstand gewährleistet ist.

Vorschlag für HIT

Eine Trainingseinheit sollte mindestens 20 Minuten betragen, kann aber je nach individueller Fitness auch 45 bis 60 Minuten andauern. Für die Belastungssteuerung wichtig zu wissen: Der Puls beim Schwimmen ist bei gleicher relativer Belastung etwa 10 bis 15 Schläge pro Minute niedriger als beim Joggen.

Beim Schwimmen sind auch die richtigen Beinbewegungen zu beachten.

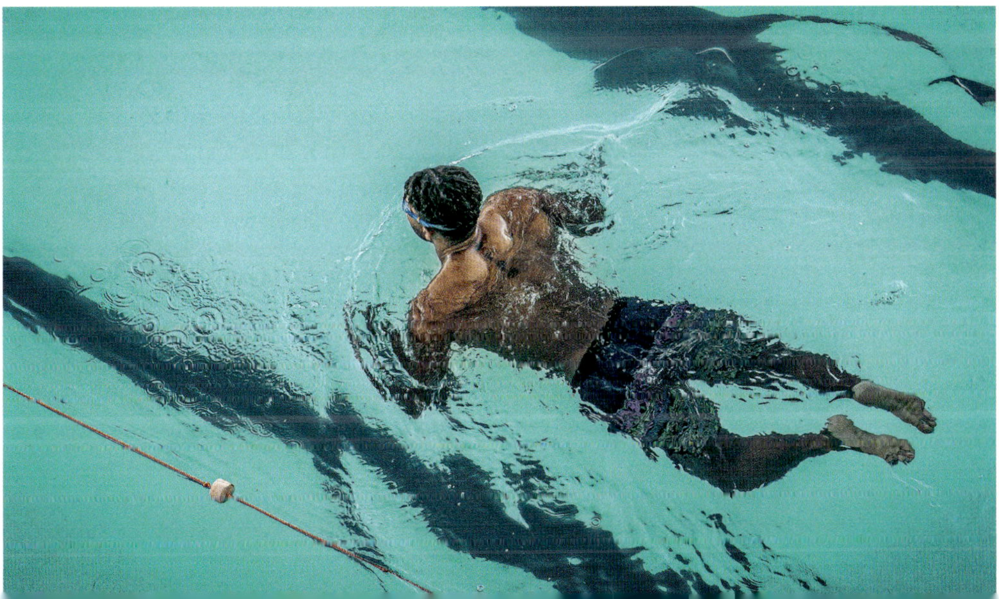

RUDERN

Beim Rudern handelt es sich um ein dynamisches Ganzkörpertraining, bei dem ungefähr 60 Prozent der Kraft aus den Beinen, 30 Prozent aus dem Oberkörper und die restliche Kraft aus den Armen genommen wird.

Ein forderndes Rundum-Training

Insgesamt sind viele Muskelgruppen aktiv: Neben der Waden-, Oberschenkel- und Gesäßmuskulatur trainieren Sie dabei auch Rücken-, Schulter- und Armmuskeln. Entsprechend wirksam ist das Rudertraining für das Herz-Kreislauf-System. Doch nicht nur das: Es zeichnet sich auch durch einen hohen Kalorienverbrauch aus.
Weil Rudermaschinen in den meisten Fitnessstudios zur Verfügung stehen und viele Hobbysportler sich darüber hinaus in Zeiten der Corona-Pandemie sogar ein Gerät für den Heimgebrauch angeschafft haben, erfreut sich das Rudern als Trainingsform großer Beliebtheit.

Technik

Wichtig bei der Umsetzung ist, dass Sie einige Grundlagen der Rudertechnik einhalten. So wird zum Beispiel der Ruderzug in einer bestimmten Reihenfolge von Bewegungen durchgeführt: Zuerst strecken Sie während der Zugbewegung die Beine und gleichzeitig den Rücken. Erst dann schließen Sie in einer fließenden Bewegung das Ziehen der Arme an. Bei der Bewegung nach vorn spricht man von der »Erholungsphase«. Hier verläuft es genau andersherum: Erst strecken sich die Arme, dann kommt der Rücken nach vorn, dann beugen sich die Beine und der Ruderzug beginnt von Neuem.
Die erste Phase nennt sich »Zugphase« und wird eher kräftig und schnell durchgeführt, während die Bewegung nach vorn eher entspannt verläuft und entsprechend langsam durchgeführt wird.

HI-Training

Für Anfänger empfehlen wir, zwei- bis dreimal in der Woche auf dem Rudergerät zu trainieren. Zunächst reicht es, wenn Sie mit Trainingseinheiten von 15 bis 20 Minuten Dauer starten, um sich schließlich auf 30 bis 35 Minuten zu steigern.
Gerade zu Beginn sollten Sie nicht mit zu hohen Widerständen trainieren, sondern mit niedriger Intensität rudern. Erst wenn die Technik für Sie gut funktioniert und die Kondition steigt, werden Sie automatisch auch gegen einen höheren Widerstand rudern wollen.
Trainieren Sie das Rudern, können Sie Trainingsumfang und -intensität natürlich zunächst über die Zeit, aber auch über die Ruderschläge pro Minute und Ihr subjektives Empfinden steuern. Hier bietet sich eine Skala von 1 bis 10 an, wobei 1 einem Wert von »nicht anstrengend« entspricht und 10 einem Wert von »sehr, sehr anstrengend« (siehe auch Borg-Skala auf **Seite 84**).

DIE OPTIMALE AUSRÜSTUNG

Je nach Sportart empfehlen sich einige kleinere Investitionen in Kleidung und Ausrüstung, die wir Ihnen im Folgenden vorstellen.

LAUFSCHUHE

Für Jogging und Nordic Walking gilt gleichermaßen: Das Wichtigste ist ein angemessener Laufschuh. Nahezu 70 Prozent der Menschen neigen zu Fußfehlstellungen wie Senk-, Spreiz- und/oder Plattfüßen. Der richtige Schuh kann solche Schwächen hervorragend ausgleichen und den Körper unterstützen. Wir empfehlen deshalb einen Schuh-Check – am besten in einem guten Sportgeschäft. Dort werden Laufband-Analysen angeboten, die Aufschluss darüber

Lassen Sie sich beim Kauf von Sportschuhen im Fachgeschäft gut beraten, dann haben Sie für lange Zeit etwas davon.

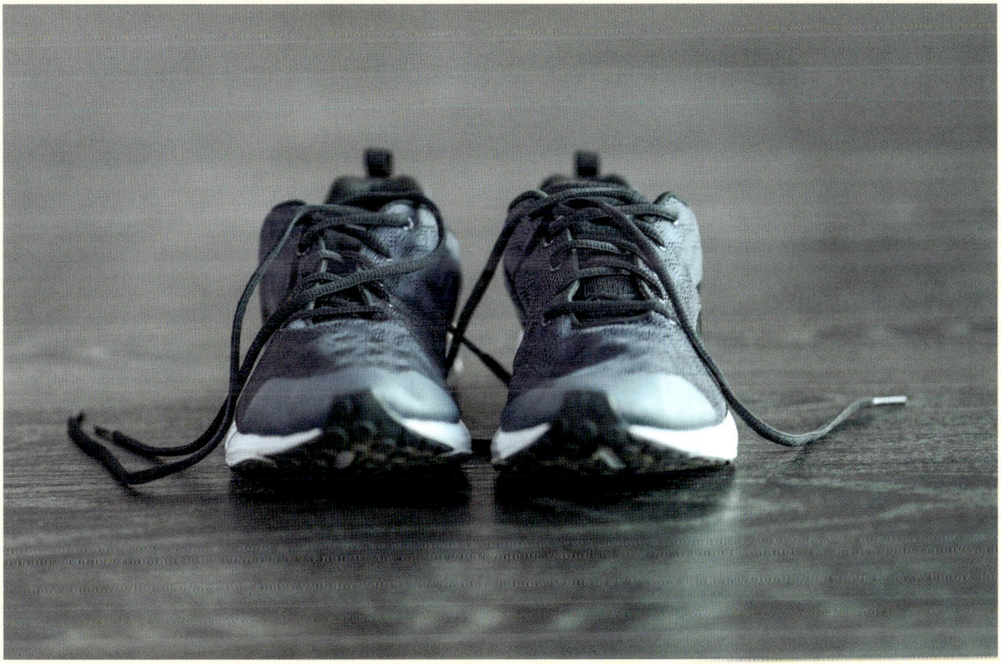

geben, welcher Schuh zu Ihrem Laufstil und zu Ihren Füßen passt.
Bitte gehen Sie auf keinen Fall ins nächste Kaufhaus und wählen Ihren Laufschuh nach Design oder Farbe aus. Achten Sie vielmehr darauf, dass der Schuh eine stabilisierende Funktion hat – das ist vor allem in unebenem Terrain wichtig. Gute Dämpfungseigenschaften sind insbesondere bei einem harten Untergrund gefragt. Ein Allroundschuh unterstützt die natürliche Abrollbewegung des Fußes, während Bewegungskontrollschuhe korrigierend wirken.

KLEIDUNG

Zwar kann man mit ganz normaler sportlicher Kleidung sowohl joggen als auch walken, doch da bei HIT wie bei jeder anderen belastenden Sportart das Immunsystem vorübergehend mehr gefordert ist, macht es durchaus Sinn, beim Training spezielle Sportkleidung zu tragen. Dazu gehört in erster Linie Funktionswäsche aus atmungsaktiven Stoffen. Sie ermöglichen durch spezielle Materialien ein rasches Entweichen und Verdunsten von Feuchtigkeit nach außen, sodass der Körper nicht durch Schweißbildung übermäßig abkühlt. Das gilt sowohl für das Oberteil wie für die Hose, egal ob kurz oder lang. Ist das Wetter dazu (gelegentlich) noch recht windig oder regnet es, sollten Sie eine atmungsaktive Wind- beziehungsweise Regenjacke haben, die ebenfalls die Auskühlung verhindert.

Zur empfehlenswerten Ausrüstung gehören dann noch eine Kopfbedeckung für Regentage, zum Beispiel eine Kappe, Handschuhe für die kalte Jahreszeit, eine Taschen- oder Stirnlampe für die kurzen Tage beziehungsweise die »Spätsportler« und zu guter Letzt immer auch Papiertaschentücher.
Weil das HI-Training dreimal die Woche stattfindet, sollten Sie Ihre Sportbekleidung in doppelter Ausführung haben, damit Sie wechseln können, wenn ein Set feucht oder schmutzig ist.
Für das Radfahren sind eine windabweisende, eng anliegende Funktionsjacke sowie eine Radfahrhose mit Polster sinnvoll. Zum Schwimmen empfiehlt sich eng anliegende Badekleidung und als wesentlicher Ausrüstungsgegenstand eine passende Schwimmbrille, die dicht schließen, aber nicht zu stark drücken sollte.

MESSGERÄTE

Um das HI-Training optimal zu steuern, ist eine Pulsuhr ratsam. Der Herzfrequenzmesser misst die Anzahl der Herzschläge pro Minute und sollte diese auf einem möglichst großen Display anzeigen. So können Sie die Werte auch beim Laufen gut erkennen.
Weitere mögliche Funktionen, jedoch kein Muss, sind: ein Tonsignal beim Überschreiten bestimmter Werte, Kalorienberechnung, Höhen- und Temperaturmessung sowie ein Schrittzähler. Sie brauchen wirklich keinen Schnickschnack – die einfache Ausführung

zum Preis zwischen 40 und 60 Euro genügt völlig. Pulsuhren bekommen Sie in Sportgeschäften oder übers Internet. Aber es geht auch ohne: Eine gute Orientierung gibt Ihnen die Einschätzung Ihrer Atemnot entsprechend der Borg-Skala (**Seite 84**).

SPORTGERÄTE

Für die Sportart Nordic Walking benötigen Sie unbedingt Stöcke. Sie sind extrem leicht, stabil, schwingungsarm und haben Handschlaufen, die idealerweise atmungsaktiv sind und gut sitzen. Die Stockspitze aus gehärtetem Stahl kann für Asphaltböden wahlweise mit Gummiaufsatz versehen werden. Die passende Stocklänge liegt bei 65 Prozent Ihrer Körpergröße. Dann kann die Muskelgruppe der Arme am besten eingesetzt werden.

Für das sportliche Radfahren empfiehlt sich auch ein sportliches Rad. Fahren Sie vorwiegend auf der Straße oder auf ebenen Radwegen, ist ein Rennrad optimal. Rennräder sind leicht und haben eine schmale Bereifung mit wenig Rollwiderstand. Allerdings fahren Sie hier in einer sportlichen, gebeugten Sitzposition. Mountainbikes sind eher für Wald- und Schotterwege ausgelegt, haben breite Reifen und so mehr Rollwiderstand.

Wenn Sie sich nicht entscheiden können oder beides haben wollen, dann kommt ein Gravel-Bike infrage, das Elemente beider Radtypen hat und so auf Asphalt und auch abseits der Straße gefahren werden kann.

Lassen Sie sich aber bei allen Radtypen immer besonders bezüglich der Rahmengröße vom Fachhändler beraten.

Mittlerweile lassen sich auch Rudermaschinen für den Hausgebrauch gut beim Fachhändler bestellen. Dabei handelt es sich um Ruderergometer, die mit einem Schwungrad ausgestattet sind. Einige Geräte arbeiten mit Luftwiderstand, andere mit Wasserwiderstand. Letzteres sorgt durch das Plätschern für eine reale Stimmung. Insgesamt sollten Sie aber auf einen leisen Lauf achten.

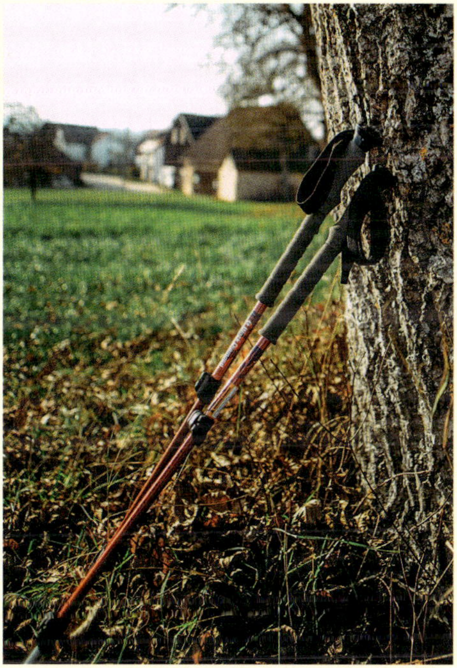

Nach dem Training haben Sie sich eine Entspannungspause verdient …

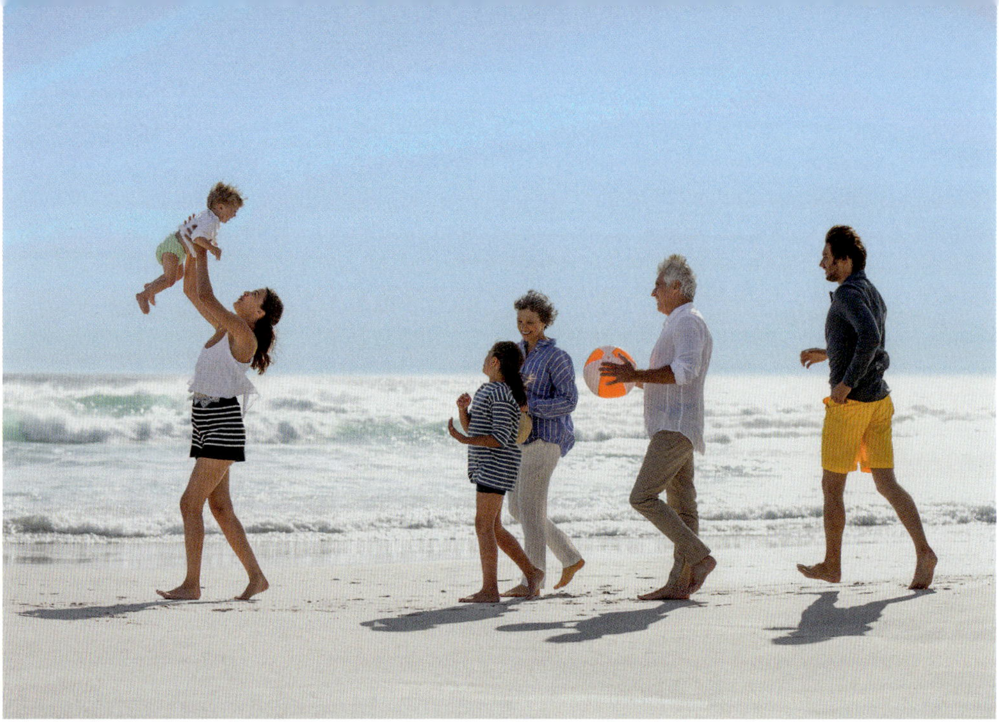

SO BLEIBEN SIE LANGFRISTIG DRAN

Bei den verschiedenen Möglichkeiten, von einer gesunden und leistungsfähigen Muskulatur zu profitieren, ist die größte Herausforderung die sogenannte Adhärenz. Der Begriff beschreibt das langfristige Dranbleiben und das Umsetzen – in unserem Fall die Veränderung des Lebensstils hin zu mehr Bewegung. Wissenschaftlich ist längst belegt, dass die Adhärenz entscheidend ist. In vielen Studien wurde sie als der wesentliche Faktor für langfristige Gesundheit belegt. Im Fall der positiven Wirkung von Myokinen (ab **Seite 39**) ist sie auch deshalb besonders wichtig, weil sich viele Effekte auf einzelne Organe erst nach drei bis sechs Monaten konsequenten Durchhaltens zeigen.

Die meisten Menschen bewegen sich aber mit zunehmendem Alter immer weniger.

Während Kinder und Jugendliche noch recht aktiv sind, nimmt vor allen Dingen in der mittleren Lebensphase das Ausmaß der körperlichen Aktivität ab. Das liegt verständlicherweise unter anderem an familiären sowie an beruflichen Herausforderungen, die in den Vordergrund des täglichen Lebens treten. Und dennoch lohnt es sich, auch in schwierigen Zeiten dranzubleiben.

Denn gerade in der vierten und fünften Lebensdekade bekommt die Adhärenz eine besondere Bedeutung. Denn ab dieser Zeit beginnen viele Organe und Gewebe bereits Alterungserscheinungen zu entwickeln. Zusammen mit mangelnder Bewegung und falscher Ernährung fördert dies zahlreiche Zivilisationserkrankungen. Risikofaktoren nehmen in diesem Alter zu und begünstigen Folgeerkrankungen. Oft geschieht das unbemerkt, weil sie wenig direkte Beschwerden auslösen, sehr wohl aber den Grundstein für spätere Erkrankungen legen. So entwickelt sich bei vielen Menschen ein leichtes Übergewicht, der Blutdruck steigt an, die Entzündungswerte erhöhen sich und es treten erste Beschwerden am Bewegungsapparat auf. Letztere schränken in der Folge die Möglichkeiten von sportlichen Aktivitäten ein, weil mit Rücken- oder Gelenkschmerzen eben nicht mehr alles möglich ist.

Wer bereits an diesem Punkt angekommen ist, sollte dringend eine sportmedizinische Belastungsuntersuchung durchlaufen, bevor er in den Sport einsteigt.

SCHAFFEN SIE GESCHLOSSENE BEWEGUNGSBIOGRAPHIEN

Vor diesem Hintergrund empfehlen wir, eine möglichst geschlossene Bewegungsbiografie aufzubauen. Damit meinen wir, dass Sie für jede Lebensphase, in der Sie sich befinden, ein eigenes Konzept zum Thema Bewegung entwickeln sollten. Ein Beispiel gefällig? Kinder und Jugendliche sind oft im Verein und in Mannschaften aktiv. In der zweiten Lebensphase bietet es sich wegen der veränderten Lebensumstände aber vielleicht eher an, allein und ungebunden Sport zu treiben zu Zeiten, die gut in Ihren Alltag passen. Einige Menschen sind gern Mitglied in einem Fitnessstudio, während andere lieber zu zweit im Wald walken. Entsprechend ermutigen wir Sie dazu, in sich hineinzuhören und dann zu entscheiden, welche Form von Bewegung in Ihre aktuelle Lebensphase passt.

Die gute Nachricht: Selbst Menschen ohne eine Verbindung zum Sport – zu denen Sie als Leser dieses Ratgebers offensichtlich nicht gehören – können hier kreative Lösungen finden. Denn auch ein aktiver Alltag bietet viele Möglichkeiten, sich zu bewegen. Bedenken Sie, dass Sie hierbei zumindest Teile des Rad-Trainingsplans rein über die Fahrt zur Arbeit oder über den Sonntagsausflug mit dem Rad abdecken können. In dem Fall stimulieren Sie genauso die Muskeln und profitieren selbstverständlich ebenfalls von der positiven Wirkung der Myokine.

AUCH DAS GUTE GEFÜHL IST WICHTIG

Wenn Sie sich also für Bewegung entscheiden, geht es darum, dies auch regelmäßig zu tun. Laut einer Studie aus den USA setzen von 100 Menschen, die in Kürze körperlich aktiv werden wollen, 84 dann den zunächst gut gemeinten Plan nicht längerfristig um. Wissenschaftler vermuten, dass das daran liegt, wie bezüglich der Entscheidung die Anteile von Verstand und Gefühl verteilt sind. Nur die Kopfentscheidung, dass Bewegung gesund ist, reicht nicht aus, um Adhärenz zu schaffen.

Mittlerweile wissen wir um die Bedeutung eines positiven Gefühls während des Sports, um langfristig aktiv zu sein. Kurz zusammengefasst: Es sollte Ihnen während des Sports gut gehen, damit Sie auch bei der nächsten Trainingseinheit dabei sind. Und bei der übernächsten. Und bei der überübernächsten. Und so weiter. Dabei geht es nicht nur darum, dass Sie positive emotionale Erfahrungen mit Bewegung sammeln. Diese beeinflussen künftig die Entscheidung mit, sich regelmäßig zu bewegen. Es geht auch darum, dass Sie immer dann, wenn Sie an Bewegung denken, diesen Gedanken hinsichtlich der Gefühle, die damit einhergehen, bewerten – zum Beispiel Genuss oder Unwohlsein. In diesem Moment also ist die Bewegungsabsicht emotional gefärbt und das bestimmt letztendlich darüber, ob Sie aktiv werden oder eben nicht.

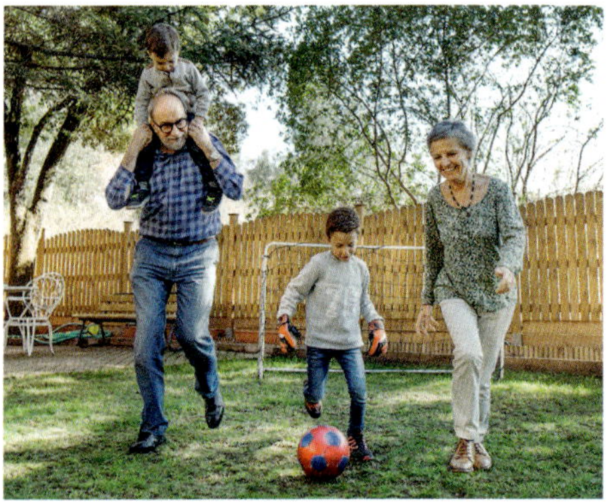

Ein gutes Vorbild für nachfolgende Generationen sein – auch das ist ein Benefit des sportlichen Trainings.

Deshalb empfehlen wir Ihnen sehr, dass Sie sich auf eine Form der Bewegung einlassen, die Sie emotional anspricht, die Ihnen Freude macht oder die Sie immer schon mal umsetzen wollten. Daher finden Sie in diesem Buch nicht nur eine, sondern gleich mehrere Sportarten, aus denen Sie auswählen können (ab **Seite 85**). Starten Sie so in das Training, dass Sie sich dabei wohlfühlen. Vielleicht wollen Sie auch mit Ihrem Partner oder mit Freunden trainieren und dann gleich eine Gewohnheit daraus werden lassen? Für die positiven Effekte von Kraft- und Ausdauertraining muss man nicht so intensiv arbeiten, dass am nächsten Tag die Muskeln schmerzen. Der Muskel schüttet auch bei einem Minimaltraining Myokine aus und die Gesundheit profitiert davon. Dieses Buch kann Ihnen auf Ihrem ganz individuellen Weg als Inspiration und als Motivation dienen.

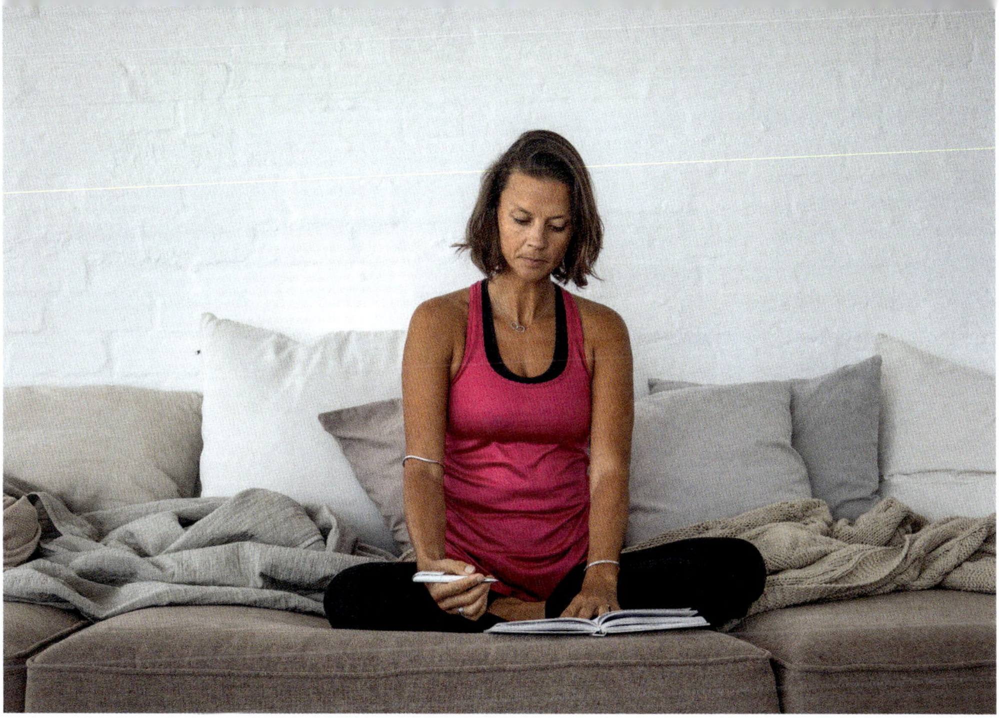

HIT – TRAININGSPLÄNE

Für absolute Anfänger ist es empfehlenswert, sich für einige Trainingseinheiten im »Normalmodus«, also ohne Intervall, auf das HIT vorzubereiten. Sie sollten also ein wenig im niedrigen Intensitätsbereich trainiert haben, bevor es richtig losgeht.

HIT unterscheidet sich vom klassischen Lauftraining durch seine hohen Intensitäten im Intervall. Wie schaffen Sie es, diese optimal umzusetzen? Das wollen wir hier am Beispiel Jogging und Nordic Walking kurz darstellen:

1. Bevor Sie loslaufen, ist es wichtig, Ihre **innere Bereitschaft für die besondere Belastung** zu aktivieren. Konzentrieren Sie sich und stellen sich darauf ein, dass HIT zwischendurch richtig anstrengend wird. Machen Sie sich also bewusst, dass Sie Ihre normale Wohlfühl(trainings)zone verlassen und sich –

zum Beispiel im Anfängertraining 20 Sekunden lang – anstrengen müssen. Wer deutliches Übergewicht hat beziehungsweise sich als untrainiert einstuft, sollte zunächst Rücksprache mit dem Hausarzt halten.

2. Für Ihre **Selbstmotivation** fassen Sie am besten einen Punkt ins Auge, bis zu dem Sie das hohe Tempo gehen wollen. Zum Beispiel bis zur Kurve, zum Busch oder zur Laterne. Oder Sie laufen zu zweit und geben abwechselnd das Tempo und den Zielpunkt vor. Haben Sie es geschafft, freuen Sie sich über Ihren Erfolg und achten darauf, dass Ihre Atmung wieder ruhiger wird. Entspannen Sie sich innerlich beim Weiterlaufen und bereiten Sie sich bereits auf die nächste Anstrengung vor. Beim Nordic Walking nehmen Sie dafür beide Stöcke in eine Hand (in der Stockmitte greifen) und erhöhen das Tempo so weit, dass Sie auf der Borg-Skala (**Seite 84**) »sehr schwer« (= 7) oder eine Pulsfrequenz von 200 minus halbes Lebensalter erreichen. Dann wird das Tempo automatisch klar.

3. Ab der zweiten Trainingswoche werden Sie den **Anstieg Ihrer Leistungsfähigkeit** deutlich merken. Auch die Pulsuhr zeigt Ihnen Ihre wachsende körperliche Fitness. Sie werden bereits jetzt feststellen, dass sich die Strecke, die Sie im Intensivintervall in einer bestimmten Zeit zurücklegen, stetig verlängert. Um das zu überprüfen, setzen Sie sich von Beginn des Trainings an Start- und Zielpunkte (von der Wegbiegung bis zum Baum, von der Ampel bis zum roten Gebäude, vom Entenweiher bis zum Blumenbeet …). Dann wissen Sie, welchen Weg Sie in welcher Zeit schaffen und wie sich Ihr Leistungsvermögen verändert.

POLARISIERT TRAINIEREN

Um tatsächlich polarisiert zu trainieren, wechseln sie HI-Training kombiniert mit moderatem und eher umfangsorientiertem Training ab. Polarisiert heißt nämlich genau das. Die wechselnden Reize bringen Abwechslung ins Training, motivieren dadurch und setzen immer mal veränderte Reize auf die Muskulatur und das Herz-Kreislauf-System. Außerdem sorgt das Training dafür, dass in Ihrem Körper regelmäßig eine Vielzahl von Myokinen ihre positive Wirkung im ganzen Körper entfalten können.

TRAININGSSTEUERUNG

Mit einer guten Trainingssteuerung haben Sie mehr Trainingserfolg – für die Leistung und die Gesundheit! Das bedeutet, Sie sollten, bevor Sie mit dem Training beginnen, Ihre Belastungsnormative definieren. Damit legen Sie fest, welche Belastungsintensitäten Sie erreichen wollen. Es gibt zwei Anhaltspunkte: Ihre Pulsfrequenz und/oder Ihre subjektive Einschätzung nach der Borg-Skala.

1. Pulsfrequenz

Sie benötigen eine Pulsuhr. Ermitteln Sie anhand der Tabelle Ihren persönlichen Belastungspuls. Das heißt, Ihre Herzfrequenz sollte während des Trainings kontinuierlich und maximal diesen Wert betragen. Das überprüfen Sie anhand der Pulsuhr.

Es könnte passieren, dass Sie, obwohl Sie entsprechend der beschriebenen HIT-Intensität laufen, diesen Pulswert nicht erreichen oder ihn deutlich überschreiten. Keine Angst – das liegt nicht daran, dass Sie etwas falsch machen, sondern an Ihrer individuellen Reaktion des Herzschlages. Das bedeutet, jede Pulsfrequenz ist individuell in ihrem Anstieg und ihrem Abfall, denn sie unterliegt genetischen Dispositionen. Deshalb kann es sein, dass Sie sich mit der empfohlenen Frequenz unter- oder überfordert fühlen. Was also tun? Erhöhen oder verringern Sie das Tempo entsprechend und ändern Sie den Pulswert um plus/minus 5 Schläge pro Minute.

2. Borg-Skala

Die Alternative: Sie entwickeln Ihr Belastungsempfinden und »erspüren« Ihre Anstrengung. Als Orientierung dient Ihre subjektiv empfundene Anstrengung, der Sie nach der Borg-Skala einen entsprechenden Wert zwischen 0 (überhaupt nicht anstrengend) und 10 (maximale Anstrengung) geben (siehe **Seite 84**).

BEISPIELHAFTE BERECHNUNG DES INDIVIDUELLEN BELASTUNGSPULSES

Alter	20–39 Jahre	40–49 Jahre	50–59 Jahre	60–70 Jahre
Ruhepuls pro Min.				
bis 50 Herzschläge	154	148	143	137
50–59 Herzschläge	154	148	143	137
60–69 Herzschläge	154	154	148	143
70–79 Herzschläge	154	154	148	143
80–89 Herzschläge	154	154	148	143
90–100 Herzschläge	165	159	154	148

TRAININGSPLAN WALKING MIT ÜBERGANG ZUM JOGGING

Haben Sie Geduld, es wird von Tag zu Tag besser werden. Beginnen Sie damit, sich bei langsamem Gehen zwei Minuten aufzuwärmen. Dann steigern Sie das Tempo auf Trainingsintensität (3 bis 5 auf der Borg-Skala, Seite 84) und folgen den Vorgaben des Trainingsplans. Grundlegende Informationen zu Jogging und Nordic Walking finden Sie auf Seite 86 ff.

Woche 1	Aufwärmphase	Training	Wiederholung des Trainings
1. Trainingstag	5 Min. zügig walken	20 Sek. joggen – 3 Min. zügig walken	5-mal
2. Trainingstag	5 Min. zügig walken	20 Sek. joggen – 4 Min. zügig walken	4-mal
3. Trainingstag	5 Min. zügig walken	20 Sek. joggen – 4 Min. zügig walken	4-mal
Woche 2			
1. Trainingstag	10 Min. zügig walken	30 Sek. joggen – 4 Min. zügig walken	5-mal
2. Trainingstag	10 Min. zügig walken	30 Sek. joggen – 5 Min. zügig walken	4-mal
3. Trainingstag	10 Min. zügig walken	30 Sek. joggen – 5 Min. zügig walken	4-mal
Woche 3			
1. Trainingstag	5 Min. zügig walken	1 Min. joggen – 5 Min. zügig walken	5-mal
2. Trainingstag	5 Min. zügig walken	1 Min. joggen – 5 Min. zügig walken	5-mal
3. Trainingstag	5 Min. zügig walken	1 Min. joggen – 5 Min. zügig walken	5-mal

Woche 4	Aufwärmphase	Training	Wiederholung des Trainings
1. Trainingstag	5 Min. zügig walken	1:30 Min. joggen – 7 Min. zügig walken	3-mal
2. Trainingstag	5 Min. zügig walken	1:30 Min. joggen – 7 Min. zügig walken	3-mal
3. Trainingstag	5 Min. zügig walken	1:30 Min. joggen – 8 Min. zügig walken	3-mal
Woche 5			
1. Trainingstag	5 Min. zügig walken	2 Min. joggen – 8 Min. zügig walken	3-mal
2. Trainingstag	5 Min. zügig walken	2 Min. joggen – 8 Min. zügig walken	3-mal
3. Trainingstag	5 Min. zügig walken	2 Min. joggen – 9 Min. zügig walken	3-mal
Woche 6			
1. Trainingstag	5 Min. zügig walken	2 Min. joggen – 10 Min. zügig walken – 2:30 Min. joggen – 10 Min. zügig walken – 2 Min. joggen – 10 Min. zügig walken	1-mal
2. Trainingstag	5 Min. zügig walken	2 Min. joggen – 10 Min. zügig walken – 2:30 Min. joggen – 10 Min. zügig walken – 2 Min. joggen – 10 Min. zügig walken	1-mal
3. Trainingstag	5 Min. zügig walken	2 Min. joggen – 10 Min. zügig walken – 2:30 Min. joggen – 10 Min. zügig walken – 2 Min. joggen – 10 Min. zügig walken	1-mal

Woche 7	Aufwärmphase	Training	Wiederholung des Trainings
1. Trainingstag	5 Min. zügig walken	2:30 Min. joggen – 10 Min. zügig walken	3-mal
2. Trainingstag	5 Min. zügig walken	2:30 Min. joggen – 10 Min. zügig walken	3-mal
3. Trainingstag	5 Min. zügig walken	2:30 Min. joggen – 10 Min. zügig walken	3-mal
Woche 8			
1. Trainingstag	5 Min. zügig walken	4 Min. joggen – 10 Min. zügig walken – 3 Min. joggen – 10 Min. zügig walken – 2 Min. joggen – 10 Min. zügig walken	1-mal
2. Trainingstag	5 Min. zügig walken	4 Min. joggen – 10 Min. zügig walken – 4 Min. joggen – 10 Min. zügig walken – 5 Min. joggen – 10 Min. zügig walken	1-mal
3. Trainingstag	5 Min. zügig walken	4 Min. joggen – 10 Min. zügig walken – 3 Min. joggen – 10 Min. zügig walken – 3 Min. joggen – 10 Min. zügig walken	1-mal

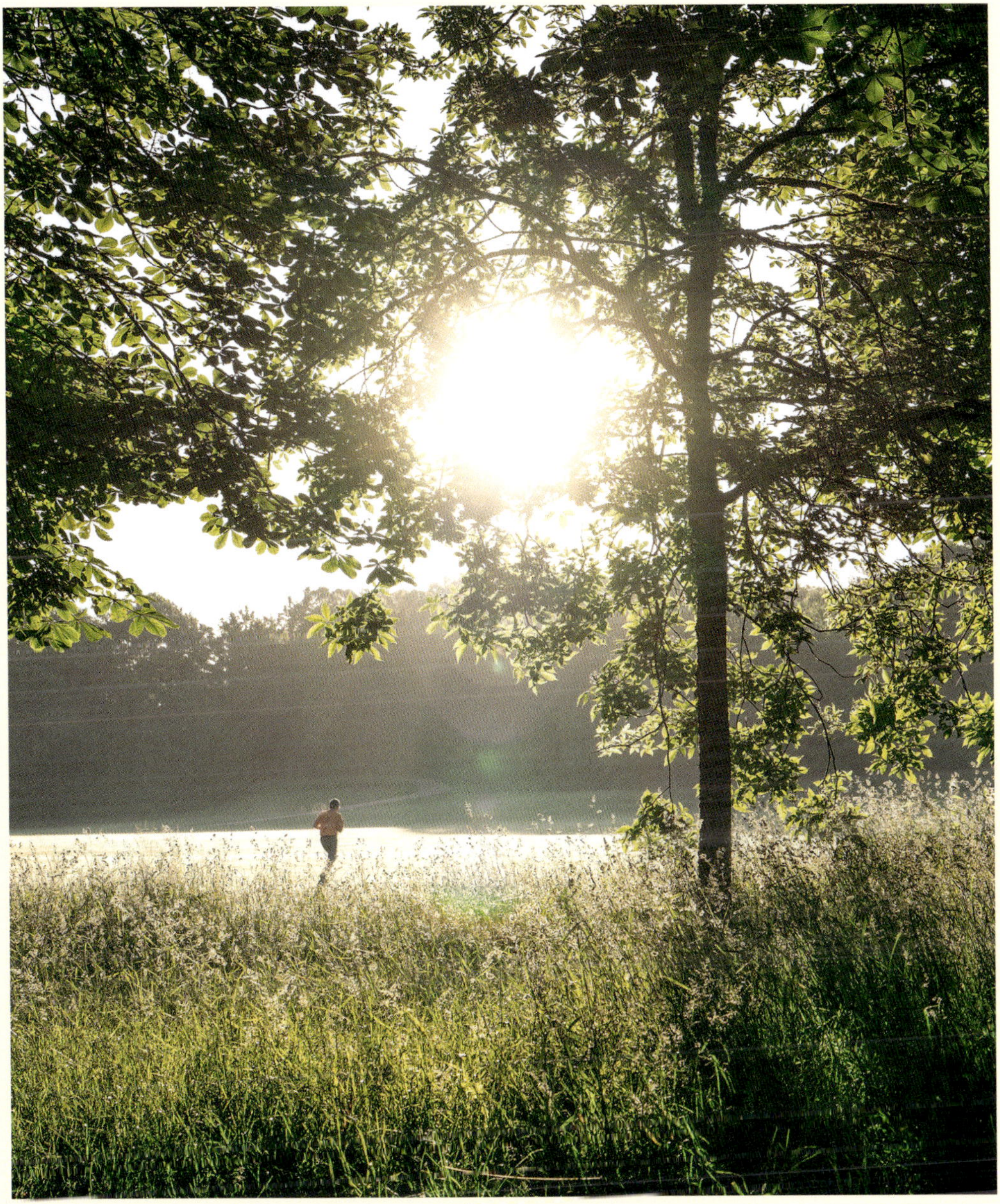

Wenn Sie Ihre Laufrunde mit einem schönen Naturerlebnis verbinden können – umso besser.

TRAININGSPLAN JOGGING FÜR ANFÄNGER

Lassen Sie sich zu Beginn Ihres Trainings nicht von der als extrem empfundenen Belastung abschrecken. Der Körper braucht die Zeit, um sich an die ungewohnte Belastung anzupassen und sich auf die notwendige Koordination einzustellen. Klar ist es anstrengend und das Joggen geht nur zäh, weil der Körper das nicht kennt. Doch ab der zweiten Woche wird es spürbar besser. Grundlegende Informationen zum Jogging finden Sie auf Seite 86 f.

Woche 1	
1. Trainingstag	6-mal 2 Min. joggen, dazwischen 1:30 Min. gehen
2. Trainingstag	4-mal 3 Min. joggen, dazwischen 1:30 Min. gehen
3. Trainingstag	6-mal 2 Min. joggen, dazwischen 1:30 Min. gehen
Woche 2	
1. Trainingstag	6-mal 3 Min. joggen, dazwischen 1:30 Min. gehen
2. Trainingstag	4-mal 5 Min. joggen, dazwischen 2 Min. gehen
3. Trainingstag	6-mal 3 Min. joggen, dazwischen 1:30 Min. gehen
Woche 3	
1. Trainingstag	6-mal 4 Min. joggen, dazwischen 1:30 Min. gehen
2. Trainingstag	4-mal 6 Min. joggen, dazwischen 1:30 Min. gehen
3. Trainingstag	6-mal 4 Min. joggen, dazwischen 1:30 Min. gehen
Woche 4	
1. Trainingstag	4-mal 6 Min. joggen, dazwischen 1:30 Min. gehen
2. Trainingstag	3-mal 8 Min. joggen, dazwischen 1:30 Min. gehen
3. Trainingstag	4-mal 6 Min. joggen, dazwischen 1:30 Min. gehen
Woche 5	
1. Trainingstag	4-mal 8 Min. joggen, dazwischen 1:30 Min. gehen
2. Trainingstag	2-mal 10 Min. joggen, dazwischen 1:30 Min. gehen
3. Trainingstag	4-mal 8 Min. joggen, dazwischen 1:30 Min. gehen

Woche 6	
1. Trainingstag	3-mal 10 Min. joggen, dazwischen 1:30 Min. gehen
2. Trainingstag	2-mal 12 Min. joggen, dazwischen 1:30 Min. gehen
3. Trainingstag	3-mal 10 Min. joggen, dazwischen 1:30 Min. gehen
Woche 7	
1. Trainingstag	3-mal 10 Min. joggen, dazwischen 1 Min. gehen
2. Trainingstag	4-mal 8 Min. joggen, dazwischen 1 Min. gehen
3. Trainingstag	3-mal 10 Min. joggen, dazwischen 1 Min. gehen
Woche 8	
1. Trainingstag	2-mal 15 Min. joggen, dazwischen 1 Min. gehen
2. Trainingstag	4-mal 8 Min. joggen, dazwischen 1 Min. gehen
3. Trainingstag	5 km joggen ohne Gehpausen

Der Erfolg stellt sich langsam, aber sicher ein. Denken Sie an Ihre Belohnung: gesteigerte Fettverbrennung, erhöhte Leistungsfähigkeit, optimierter Stoffwechsel.

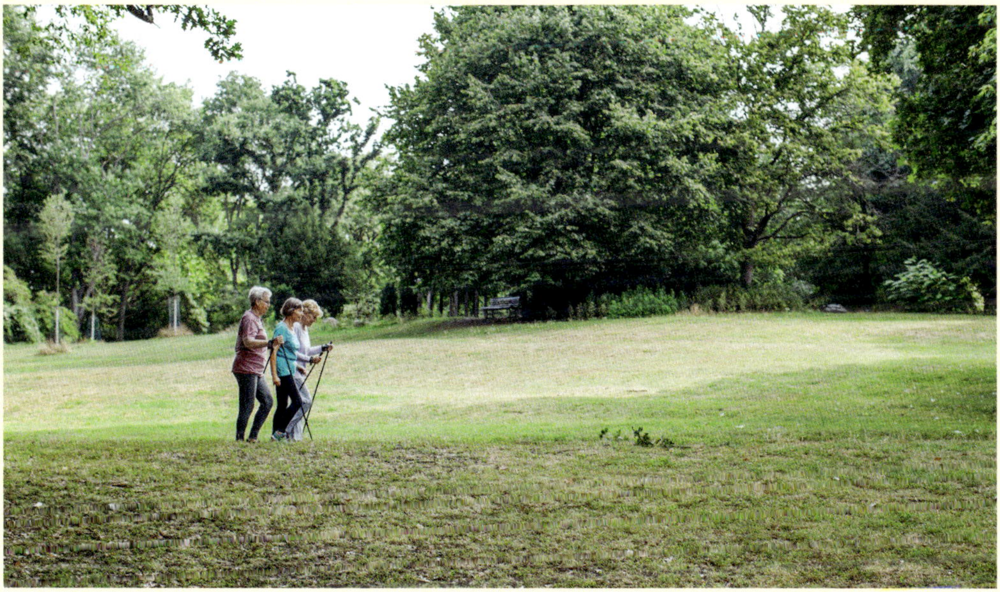

TRAININGSPLAN JOGGING FÜR FORTGESCHRITTENE

Wenn Sie Ihre Leistungsfähigkeit erhöhen und Muskeln aufbauen wollen, wird dies nur gelingen, wenn Sie Ihrem Organismus neue Impulse geben – das heißt, ihn durch genügend starke Reize motivieren, sich einer neuen Belastung anzupassen. HIT verspricht selbst fortgeschrittenen Läufern überzeugende Vorteile gegenüber dem bekannten »Volumentraining«. Grundlegende Informationen zum Jogging finden Sie auf Seite 86 f.

Hat Ihr Programm bisher vor allem hohe Umfänge (2- bis 3-mal pro Woche 30 Minuten bis 1 Stunde) bei gleichem Tempo ohne Belastungsspitzen und auf gewohnter Strecke umfasst? Und Ihre Leistungsfähigkeit wie auch Ihr Gewicht haben sich auf einem Level eingependelt, ohne sich weiter zu optimieren? Ab circa dem 30. Lebensjahr verringert sich die fettfreie Masse, also vor allem Muskeln, ohne entsprechende Gegenmaßnahmen (gezielter Muskelaufbau).
Mit HIT können fortgeschrittene Läufer ihre bisher erworbene Leistungsfähigkeit in kurzer Zeit signifikant steigern.

Woche 1	Aufwärmphase	Training	Wiederholungen des Trainings
1. Trainingstag	5 Min. locker traben	20 Sek. mit Tempo joggen – 3 Min. locker traben	5-mal
2. Trainingstag	5 Min. locker traben	20 Sek. mit Tempo joggen – 4 Min. locker traben	4-mal
3. Trainingstag	5 Min. locker traben	20 Sek. mit Tempo joggen – 4 Min. locker walken	4-mal

Woche 2	Aufwärmphase	Training	Wiederholungen des Trainings
1. Trainingstag	5 Min. locker traben	30 Sek. mit Tempo joggen – 4 Min. locker traben	5-mal
2. Trainingstag	5 Min. locker traben	30 Sek. mit Tempo joggen – 5 Min. locker traben	4-mal
3. Trainingstag	5 Min. locker traben	30 Sek. mit Tempo joggen – 5 Min. locker traben	4-mal
Woche 3			
1. Trainingstag	5 Min. locker traben	1 Min. mit Tempo joggen – 5 Min. locker traben	5-mal
2. Trainingstag	5 Min. locker traben	1 Min. mit Tempo joggen – 5 Min. locker traben	5-mal
3. Trainingstag	5 Min. locker traben	1 Min. mit Tempo joggen – 5 Min. locker traben	5-mal
Woche 4			
1. Trainingstag	5 Min. locker traben	1:30 Min. mit Tempo joggen – 7 Min. locker traben	3-mal
2. Trainingstag	5 Min. locker traben	1:30 Min. mit Tempo joggen – 7 Min. locker traben	3-mal
3. Trainingstag	5 Min. locker traben	1:30 Min. mit Tempo joggen – 8 Min. locker traben	3-mal
Woche 5			
1. Trainingstag	5 Min. locker traben	2 Min. mit Tempo joggen – 8 Min. locker traben	3-mal
2. Trainingstag	5 Min. locker traben	2 Min. mit Tempo joggen – 8 Min. locker traben	3-mal
3. Trainingstag	5 Min. locker traben	2 Min. mit Tempo joggen – 9 Min locker traben	3 mal

Woche 6	Aufwärmphase	Training	Wiederholungen des Trainings
1. Trainingstag	5 Min. locker traben	2 Min. mit Tempo joggen – 10 Min. locker traben – 2:30 Min. mit Tempo joggen – 10 Min. locker traben – 2 Min. mit Tempo joggen – 10 Min. locker traben	1-mal
2. Trainingstag	5 Min. locker traben	2 Min. mit Tempo joggen – 10 Min. locker traben – 2:30 Min. mit Tempo joggen – 10 Min. locker traben – 2 Min. mit Tempo joggen – 10 Min. locker traben	1-mal
3. Trainingstag	5 Min. locker traben	2 Min. mit Tempo joggen – 10 Min. locker traben – 2:30 Min. mit Tempo joggen – 10 Min. locker traben – 2 Min. mit Tempo joggen – 10 Min. locker traben	1-mal
Woche 7			
1. Trainingstag	5 Min. locker traben	2:30 Min. mit Tempo joggen – 10 Min. locker traben	3-mal
2. Trainingstag	5 Min. locker traben	2:30 Min. mit Tempo joggen – 10 Min. locker traben	3-mal
3. Trainingstag	5 Min. locker traben	2:30 Min. mit Tempo joggen – 10 Min. locker traben	3-mal

Woche 8	Aufwärmphase	Training	Wiederholungen des Trainings
1. Trainingstag	5 Min. locker traben	4 Min. mit Tempo joggen – 10 Min. locker traben – 3 Min. mit Tempo joggen – 10 Min. locker traben – 2 Min. mit Tempo joggen – 10 Min. locker traben	1-mal
2. Trainingstag	5 Min. locker traben	4 Min. mit Tempo joggen – 10 Min. locker traben – 4 Min. mit Tempo joggen – 10 Min. locker traben – 4 Min. mit Tempo joggen – 10 Min. locker traben	1-mal
3. Trainingstag	5 Min. locker traben	4 Min. mit Tempo joggen – 10 Min. locker traben – 3 Min. mit Tempo joggen – 10 Min. locker traben – 3 Min. mit Tempo joggen – 10 Min. locker traben	1-mal

Die Anzeige auf der Pulsuhr sollte groß genug sein, dass Sie die Zahlen auch mit einem flüchtigen Blick beim Laufen gut erkennen können.

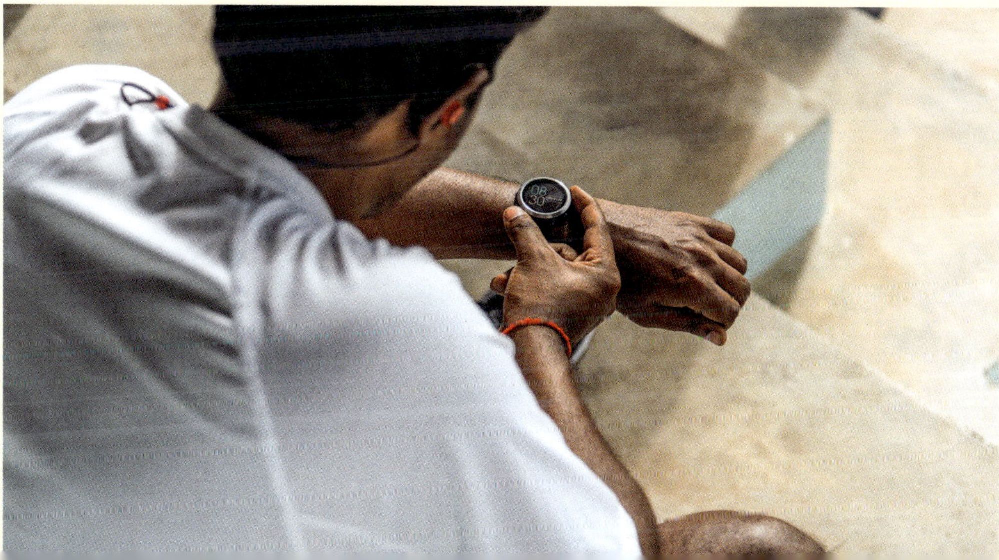

TRAININGSPLAN RADFAHREN

Hier finden Sie einen beispielhaften Trainingsplan – auf Anfänger ausgerichtet. Sie können ihn natürlich auch nutzen, wenn Sie schon etwas geübter sind. Mit ihm entwickeln Sie erst Ihre Grundlagenausdauer (GA, mehr dazu auf Seite 90 f.) im Bereich GA1 und gehen dann weiter über den GA2-Bereich hin zum Intervalltraining. Der Trainingsplan ist auf drei Trainingstage pro Woche ausgerichtet (zum Beispiel Dienstag, Donnerstag, Samstag). Grundlegende Informationen zum Radfahren finden Sie auf Seite 90 f.

Woche 1	Training	Anmerkung
1. Trainingstag	GA1 20 Min.	höhere Trittfrequenz, mittlerer Gang, flache Strecke
2. Trainingstag	GA1 20 Min.	höhere Trittfrequenz, mittlerer Gang, flache Strecke
3. Trainingstag	GA1 20 Min.	höhere Trittfrequenz, mittlerer Gang, flache Strecke
Woche 2		
1. Trainingstag	GA1 30 Min.	höhere Trittfrequenz, mittlerer Gang, flache Strecke
2. Trainingstag	GA1 35 Min.	höhere Trittfrequenz, mittlerer Gang, flache Strecke
3. Trainingstag	GA1 45 Min.	höhere Trittfrequenz, mittlerer Gang, flache Strecke
Woche 3		
1. Trainingstag	GA1 30 Min.	höhere Trittfrequenz, mittlerer Gang, flache Strecke
2. Trainingstag	GA1 20 Min. GA2 10 Min. GA1 20 Min.	höhere Trittfrequenz, mittlerer Gang, flache Strecke oder Steigung einbauen (GA2)
3. Trainingstag	GA1 45 Min.	höhere Trittfrequenz, mittlerer Gang, flache Strecke

Woche 4	Training	Anmerkung
1. Trainingstag	GA1 30–40 Min.	höhere Trittfrequenz, mittlerer Gang, flache Strecke
2. Trainingstag	GA1 20 Min. GA2 20 Min. GA1 20 Min.	höhere Trittfrequenz, mittlerer Gang, flache Strecke oder Steigung einbauen (GA2)
3. Trainingstag	GA1 30–40 Min.	höhere Trittfrequenz, mittlerer Gang, flache Strecke
Woche 5		
1. Trainingstag	GA1 40–50 Min.	höhere Trittfrequenz, mittlerer Gang, flache Strecke
2. Trainingstag	GA1 10 Min. GA2 10 Min. GA1 10 Min. GA2 10 Min. GA1 10 Min.	höhere Trittfrequenz, mittlerer Gang, flache Strecke oder Steigung einbauen (GA2)
3. Trainingstag	GA1 40–50 Min.	höhere Trittfrequenz, mittlerer Gang, flache Strecke
Woche 6		
1. Trainingstag	GA1 40–50 Min.	höhere Trittfrequenz, mittlerer Gang, flache Strecke
2. Trainingstag	GA1 10 Min. GA2 10 Min. GA1 10 Min. GA2 10 Min. GA1 10 Min.	höhere Trittfrequenz, mittlerer Gang, flache Strecke oder Steigung einbauen (GA2)
3. Trainingstag	GA1 40–50 Min.	höhere Trittfrequenz, mittlerer Gang, flache Strecke

Woche 7	Training	Anmerkung
1. Trainingstag	GA1 40–50 Min.	höhere Trittfrequenz, mittlerer Gang, flache Strecke
2. Trainingstag	GA1 10 Min. GA2 10 Min. GA1 10 Min. GA2 10 Min. GA1 10 Min.	höhere Trittfrequenz, mittlerer Gang, flache Strecke oder Steigung einbauen (GA2)
3. Trainingstag	GA1 60 Min.	höhere Trittfrequenz, mittlerer Gang, flache Strecke
Woche 8		
1. Trainingstag	GA1 50–60 Min.	höhere Trittfrequenz, mittlerer Gang, flache Strecke
2. Trainingstag	Intervalltraining: 30 Min. Radfahren 10 Min. Intervallfahrt: 10-mal 30 Sek. schneller fahren in höherem Gang	höhere Trittfrequenz, mittlerer Gang, flache Strecke oder Steigung einbauen (GA2)
3. Trainingstag	GA1 10 Min. GA2 20 Min. GA1 10 Min.	höhere Trittfrequenz, mittlerer Gang, flache Strecke

Radfahren gehört zu den Sportarten, die sich auch bestens für ein Gruppenerlebnis eignen.

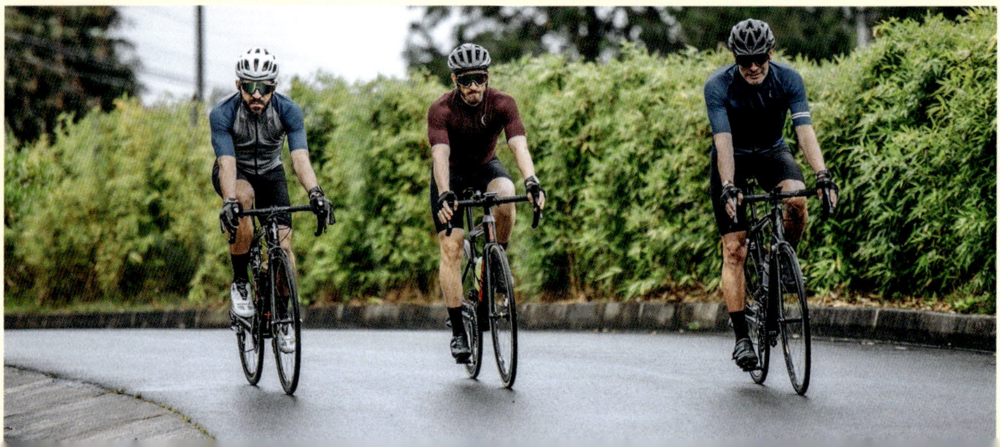

TRAININGSPLAN SCHWIMMEN

Hier finden Sie einen Trainingsplan für Anfänger. Sie können ihn natürlich auch nutzen, wenn Sie schon geübter sind. Er soll eine Orientierung sein und ist auf zwei Trainingstage pro Woche ausgerichtet, wobei wieder mindestens ein Tag dazwischenliegen sollte. Zu jedem Training gehört ein kurzes Aufwärmen in einem beliebigen Schwimmstil, bevor Sie richtig starten. Grundlegende Informationen zum Schwimmen finden Sie auf Seite 92 f.

Woche 1	Training	Anmerkung
1. Trainingstag	6-mal 25 m mit jeweils 30 Sek. Pause nach jeder Bahn	Beliebige Schwimmtechnik, gern ausprobieren. Niedrige Intensität.
2. Trainingstag	8-mal 25 m mit jeweils 30 Sek. Pause nach jeder Bahn	Beliebige Schwimmtechnik, gern ausprobieren. Niedrige Intensität.
Woche 2		
1. Trainingstag	10-mal 25 m mit jeweils 30 Sek. Pause nach jeder Bahn	Beliebige Schwimmtechnik, gern sich schon mal auf eine Schwimmtechnik festlegen oder zwischen 2 Techniken wechseln (z. B. eine Bahn Brust-, eine Bahn Kraulschwimmen).
2. Trainingstag	6-mal 50 m mit jeweils 30 Sek. Pause nach 2 Bahnen	Gern sich schon mal auf eine Schwimmtechnik festlegen oder zwischen 2 Techniken wechseln (z. B. eine Bahn Brust-, eine Bahn Kraulschwimmen). Wichtig: Ruhig atmen und Rhythmus finden.
Woche 3		
1. Trainingstag	8-mal 50 m mit jeweils 30 Sek. Pause nach 2 Bahnen	Beliebige Schwimmtechnik, gern sich schon mal auf eine Schwimmtechnik festlegen oder zwischen 2 Techniken wechseln (z. B. eine Bahn Brust-, eine Bahn Kraulschwimmen).

Woche 3	Training	Anmerkung
2. Trainingstag	8-mal 50 m mit jeweils 30 Sek. Pause nach 2 Bahnen	Gern sich schon mal auf eine Schwimmtechnik festlegen oder zwischen 2 Techniken wechseln (z. B. eine Bahn Brust-, eine Bahn Kraulschwimmen). Wichtig: Ruhig atmen und Rhythmus finden.
Woche 4		
1. Trainingstag	10-mal 50 m mit jeweils 20 Sek. Pause nach 2 Bahnen	Beliebige Schwimmtechnik oder zwischen 2 Techniken wechseln (z. B. eine Bahn Brust-, eine Bahn Kraulschwimmen).
2. Trainingstag	8-mal 50 m mit jeweils 30 Sek. Pause nach 2 Bahnen	Beliebige Schwimmtechnik oder zwischen 2 Techniken wechseln (z. B. eine Bahn Brust-, eine Bahn Kraulschwimmen).
Woche 5		
1. Trainingstag	10-mal 50 m mit jeweils 30 Sek. Pause nach 2 Bahnen	Beliebige Schwimmtechnik oder zwischen 2 Techniken wechseln (z. B. eine Bahn Brust-, eine Bahn Kraulschwimmen). Versuchen Sie, eine Bahn ruhiger und eine Bahn etwas schneller zu schwimmen.
2. Trainingstag	12-mal 50 m mit jeweils 20 Sek. Pause nach 2 Bahnen	Beliebige Schwimmtechnik oder zwischen 2 Techniken wechseln (z. B. eine Bahn Brust-, eine Bahn Kraulschwimmen).
Woche 6		
1. Trainingstag	30 Min. Dauerschwimmen	Beliebige Schwimmtechnik oder zwischen 2 Techniken wechseln (z. B. eine Bahn Brust-, eine Bahn Kraulschwimmen).
2. Trainingstag	10-mal 50 m mit jeweils 30 Sek. Pause nach 2 Bahnen	Beliebige Schwimmtechnik oder zwischen 2 Techniken wechseln (z. B. eine Bahn Brust-, eine Bahn Kraulschwimmen). Versuchen Sie, eine Bahn ruhiger und eine Bahn etwas schneller zu schwimmen.

Woche 7	Training	Anmerkung
1. Trainingstag	40 Min. Dauerschwimmen	Beliebige Schwimmtechnik oder zwischen 2 Techniken wechseln (z. B. eine Bahn Brust-, eine Bahn Kraulschwimmen).
2. Trainingstag	12-mal 50 m mit jeweils 30 Sek. Pause nach 2 Bahnen	Beliebige Schwimmtechnik oder zwischen 2 Techniken wechseln (z. B. eine Bahn Brust-, eine Bahn Kraulschwimmen). Versuchen Sie, eine Bahn ruhiger und eine Bahn etwas schneller zu schwimmen.
Woche 8		
1. Trainingstag	45 Min. Dauerschwimmen	Beliebige Schwimmtechnik oder zwischen 2 Techniken wechseln (z. B. eine Bahn Brust-, eine Bahn Kraulschwimmen).
2. Trainingstag	12-mal 50 m mit jeweils 30 Sek. Pause nach 2 Bahnen	Beliebige Schwimmtechnik oder zwischen 2 Techniken wechseln (z. B. eine Bahn Brust-, eine Bahn Kraulschwimmen). Versuchen Sie, eine Bahn ruhiger und eine Bahn etwas schneller zu schwimmen.

Kraulschwimmen bei Sommertemperaturen im See – eine herrliche Erfrischung!

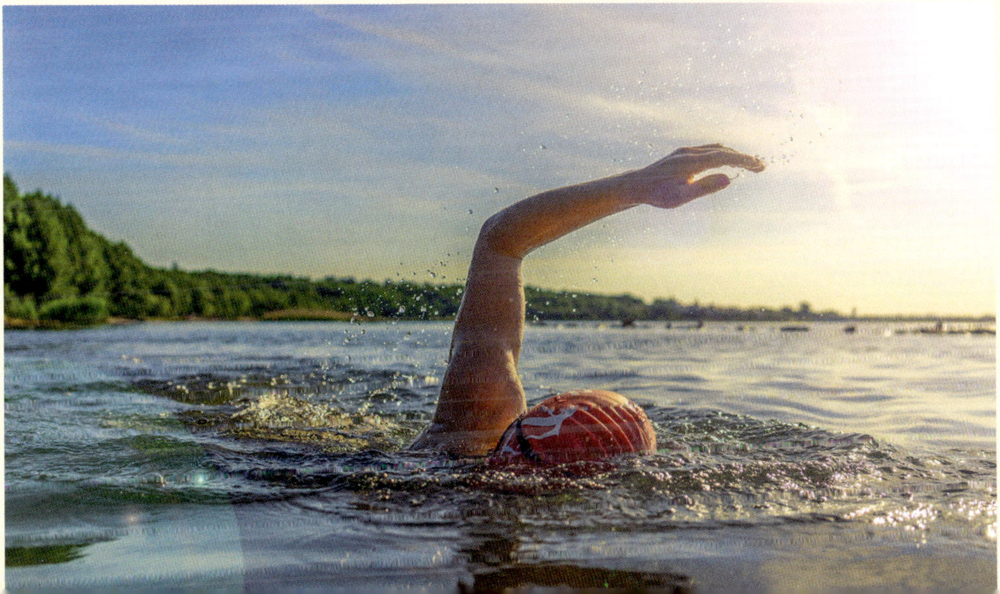

TRAININGSPLAN RUDERN AUF DEM RUDERGERÄT

Hier finden Sie einen Trainingsplan für Anfänger, aber auch für diejenigen, die schon geübter sind. Er kann der Orientierung dienen und ist auf zwei Trainingstage pro Woche ausgerichtet, wovon einer zum Beispiel am Dienstag oder Donnerstag stattfinden kann und der andere als zusätzliche Einheit am Wochenende. Grundlegende Informationen zum Rudern finden Sie *auf Seite 94.*

Woche 1	Training	Anmerkung
1. Trainingstag	15 Min. 18–20 Schläge / Min.	Intensität 4 (etwas anstrengend)
2. Trainingstag	15 Min. 18–20 Schläge / Min.	Intensität 4 (etwas anstrengend)
Woche 2		
1. Trainingstag	20 Min. 18–22 Schläge / Min.	Intensität 4 (etwas anstrengend)
2. Trainingstag	20 Min. 18–22 Schläge / Min.	Intensität 4–5 (etwas anstrengend bis anstrengend)
Woche 3		
1. Trainingstag	20 Min. 18–22 Schläge / Min.	Intensität 4 (etwas anstrengend)
2. Trainingstag	25 Min. 20–24 Schläge / Min.	Intensität 5–6 (anstrengend)
Woche 4		
1. Trainingstag	20 Min. 18–22 Schläge / Min.	Intensität 4 (etwas anstrengend)
2. Trainingstag	25 Min. 20–24 Schläge / Min.	Intensität 5–6 (anstrengend)

Woche 5	Training	Anmerkung
1. Trainingstag	25 Min. 20–24 Schläge / Min.	Intensität 5–6 (anstrengend)
2. Trainingstag	30 Min. 20–24 Schläge / Min.	Intensität 5–6 (anstrengend)
Woche 6		
1. Trainingstag	30 Min.: 10 Min. 18–20 Schläge / Min. 10 Min. 22–24 Schläge / Min. 10 Min. 18–20 Schläge / Min.	Widerstand etwas steigern in den 10 Min. im Mittelblock; Intensität 5–6 (anstrengend)
2. Trainingstag	30 Min. 18–22 Schläge / Min.	Intensität 4–5 (etwas anstrengend)
Woche 7		
1. Trainingstag	30 Min. Gesamtprogramm/ immer im 5-Minuten-Intervall wechseln: 18–20 Schläge / Min. 22–24 Schläge / Min. 18–20 Schläge / Min.	Intensität 6–7 (sehr anstrengend)
2. Trainingstag	35 Min. 18–22 Schläge / Min.	Intensität 4–5 (etwas anstrengend)
Woche 8		
1. Trainingstag	30 Min.: 10 Min. 18–20 Schläge / Min. 10 Min. 22–24 Schläge / Min. 10 Min. 18–20 Schläge / Min.	Widerstand etwas steigern in den 10 Min. im Mittelblock; Intensität 5–6 (anstrengend)
2. Trainingstag	30 Min. 18–22 Schläge / Min.	Intensität 4–5 (etwas anstrengend)

BÜCHER, DIE WEITERHELFEN

Kadlec, Daniel; Groeger, David
Athletiktraining in der Sportphysiotherapie
Die besten Übungen für Kraft, Schnelligkeit und Stabilität
Thieme Verlag

Leitzmann, Claus; Keller, Markus
Vegetarische und vegane Ernährung
UTB Taschenbuch

Mooren, Frank Christoph; Reimers, Carl Detlev (Hg.)
Praxisbuch Sport in Prävention und Therapie
Urban & Fischer Verlag

Weitere Bücher der Autoren

Despeghel, Michael
Der 28-Tage-Plan gegen Entzündungen
Mit 70 Rezepten
Riva Verlag

Despeghel, Michael
Die Intervall-Diät
Effizient und gesund abnehmen – mit nur 2 Tagen Diät pro Woche
Riva Verlag

Despeghel, Michael
Never Aging Story
Typgerechte Lebensstiloptimierung für mehr gute Jahre
GRÄFE UND UNZER VERLAG

Despeghel, Michael
So senken Sie Ihr biologisches Lebensalter
Das wissenschaftlich fundierte Programm, mit dem Sie jünger werden, als Sie eigentlich sind
Riva Verlag

Jäger, Jörg M.; Krüger, Karsten
Der Muskel im Sport
Anatomie, Physiologie, Training, Rehabilitation
KMV Verlag

Krüger, Karsten
Der stille Feind in meinem Körper
Wie chronische Entzündungen uns krank machen und was wir dagegen tun können
Scorpio Verlag

Krüger, Karsten
Geben Sie Bakterien und Viren keine Chance
Mit einem starken Immunsystem gesund durchs Leben
Scorpio Verlag

ADRESSEN UND LINKS, DIE WEITERHELFEN

www.dgsp.de

Gesundheitsförderung und Prävention durch Bewegung und Sport: Das sind die Leitthemen der 1912 gegründeten Deutschen Gesellschaft für Sportmedizin und Prävention (DGSP) e.V. Sie ist eine der größten wissenschaftlich-medizinischen Fachgesellschaften Deutschlands und die europaweit größte und weltweit die älteste sportärztliche Vereinigung.

www.inprove.info

Der Forschungsverbund »Leistungsreserve Individualisierung« erforscht im Auftrag des Bundesinstituts für Sportwissenschaft (BISP) wichtige Aspekte der Leistungsentwicklung im Spitzensport und setzt sich zusammen aus WissenschaftlerInnen der Justus-Liebig-Universität Gießen, der Goethe-Universität Frankfurt und der Deutschen Sporthochschule Köln.

www.dge.de

Website der Deutschen Gesellschaft für Ernährung e. V., einer unabhängigen wissenschaftlichen Fachgesellschaft in der Rechtsform eines gemeinnützigen eingetragenen Vereins, die dem Gemeinwohl und der Wissenschaft verpflichtet ist. Sie verfolgt vor allem zwei Ziele: Förderung, Auswertung und Publikation ernährungswissenschaftlicher Forschung sowie Ernährungsberatung und -aufklärung im Dienste der Gesundheit der Bevölkerung. Die DGE fördert die vollwertige Ernährung. Sie stellt Forschungsbedarf in ernährungsrelevanten Fragen fest, sammelt Ergebnisse, wertet sie aus und macht sie öffentlich.

www.bzfe.de

Bundeszentrum für Ernährung. Staatliche Einrichtung, Kompetenz- und Kommunikationszentrum für Ernährungsfragen in Deutschland. Wissenschaftlich fundierte unabhängige und alltagsrelevante Informationen für Laien und Fachkräfte.

SACHREGISTER

ÜBUNGSREGISTER

Kraftübungen

Trainingspläne

WICHTIGER HINWEIS

Die Gedanken, Methoden und Anregungen in diesem Buch stellen die Meinung bzw. Erfahrung der Autoren dar. Sie wurden von ihnen nach bestem Wissen erstellt und mit größtmöglicher Sorgfalt geprüft. Sie bieten jedoch keinen Ersatz für persönlichen kompetenten medizinischen Rat. Jede Leserin, jeder Leser ist für das eigene Tun und Lassen auch weiterhin selbst verantwortlich. Weder Autoren noch Verlag können für eventuelle Nachteile oder Schäden, die aus den in diesem Buch gegebenen praktischen Hinweisen resultieren, eine Haftung übernehmen.

IMPRESSUM

GU ist eine eingetragene Marke der GRÄFE UND UNZER VERLAG GmbH, www.gu.de

ISBN 978-3-8338-8550-1
2. Auflage 2023

Projektleitung: Petra Bradatsch, Reinhard Brendli
Lektorat: Daniela Weise
Bildredaktion: Simone Hoffmann, Dr. Nafsika Mylona
Umschlaggestaltung: ki36 Editorial Design, München, Petra Schmidt
Layout: independent Mediendesign, Horst Moser, München
Herstellung: Petra Roth
Satz: Christopher Hammond
Reproduktion: Medienprinzen GmbH, München
Druck und Bindung: Firmengruppe APPL, aprinta druck, Wemding

GRÄFE UND UNZER
Ein Unternehmen der
GANSKE VERLAGSGRUPPE

Umwelthinweis:
Nachhaltigkeit ist uns sehr wichtig. Der Rohstoff Papier ist in der Buchproduktion hierfür von entscheidender Bedeutung. Daher ist dieses Buch auf PEFC-zertifiziertem Papier gedruckt. PEFC garantiert, dass ökologische, soziale und ökonomische Aspekte in der Verarbeitungskette unabhängig überwacht werden und lückenlos nachvollziehbar sind.

Die GU-Homepage finden Sie unter www.gu.de

Bildnachweis:
Cover: Getty Images; Fotoproduktion: Johannes Rodach; Illustrationen: Dr. Karsten Krüger/Biorender. Adobe Stock: S. 2, 15, 33 (Wh.), 39, 78, 119, Innenklappe hinten re. u., Innenklappe vorne re. (2); Julia Bachmann: S. 4; Jesper Derholm/Unsplash: S. 85; Despeghel & Partner: S. 4; Getty Images: S. 6, 11, 12, 19, 32, 36, 37, 38, 50, 52, 83, 95, 98, 100, 101, 109, 113, U4 re.; Veit Hammer/Unsplash: S. 26; iStockphoto: S. 20, 80; Martin Magnemyr/Unsplash: S.12, Innenklappe hinten li.; Munbaik Cycling Clothing/Unsplash: S. 116; Pavels-qc/Unsplash: S. 107; Plainpicture: S. 24, 40; Ralaviya Rahul/Unsplash: Innenklappe hinten re. o.; Alessandra Schellnegger/Süddeutsche Zeitung Photo: S. 88; Shutterstock: S. 13, Innenklappe hinten li. o.; Stocksy: S. 8, 17, 22, 91; Markus Spiske/Unsplash: S. 97; Mark Williams/Unsplash: S. 93

Styling: Sigi Brettner
Haare & Make-up: Corina Friedrich

Syndication: www.seasons.agency

QUALITÄTS G|U GARANTIE

LIEBE LESERINNEN UND LESER,

wir wollen Ihnen mit diesem Buch Informationen und Anregungen geben, um Ihnen das Leben zu erleichtern oder Sie zu inspirieren, Neues auszuprobieren. Wir achten bei der Erstellung unserer Bücher auf Aktualität und stellen höchste Ansprüche an Inhalt und Gestaltung. Alle Anleitungen und Rezepte werden von unseren Autoren, jeweils Experten auf ihren Gebieten, gewissenhaft erstellt und von unseren Redakteur*innen mit größter Sorgfalt ausgewählt und geprüft.

Haben wir Ihre Erwartungen erfüllt? Sind Sie mit diesem Buch und seinen Inhalten zufrieden? Wir freuen uns auf Ihre Rückmeldung. Und wir freuen uns, wenn Sie diesen Titel weiterempfehlen, in Ihrem Freundeskreis oder bei Ihrem Online-Kauf.

Sollten wir Ihre Erwartungen so gar nicht erfüllt haben, tauschen wir Ihnen Ihr Buch jederzeit gegen ein gleichwertiges zum gleichen oder ähnlichen Thema um.

KONTAKT ZUM LESERSERVICE

GRÄFE UND UNZER VERLAG
Grillparzerstraße 12
81675 München
www.gu.de

MEHR ENERGIE, MEHR WOHLBEFINDEN!

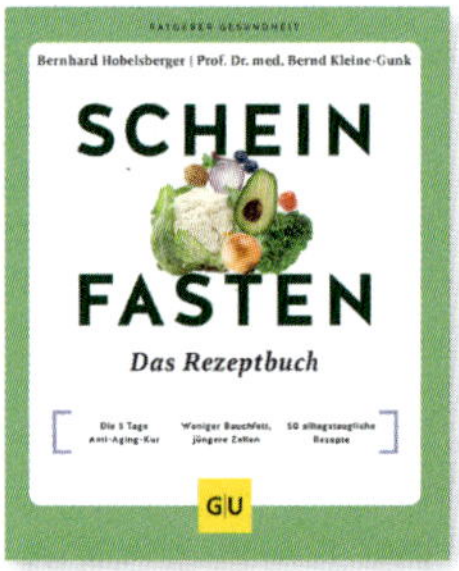

ISBN 978-3-8338-8719-2

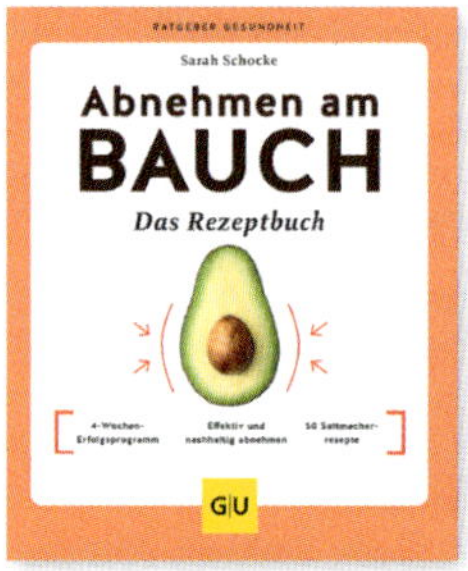

ISBN 978-3-8338-8738-3

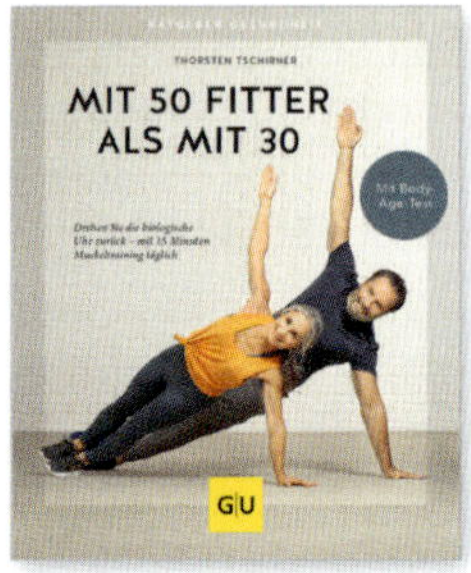

ISBN 978-3-8338-7551-9

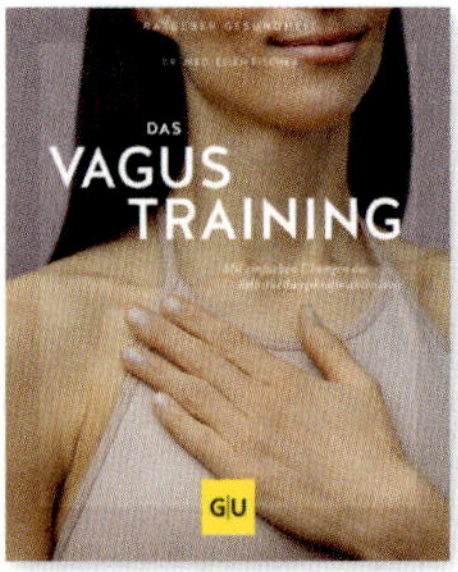

ISBN 978-3-8338-7879-4

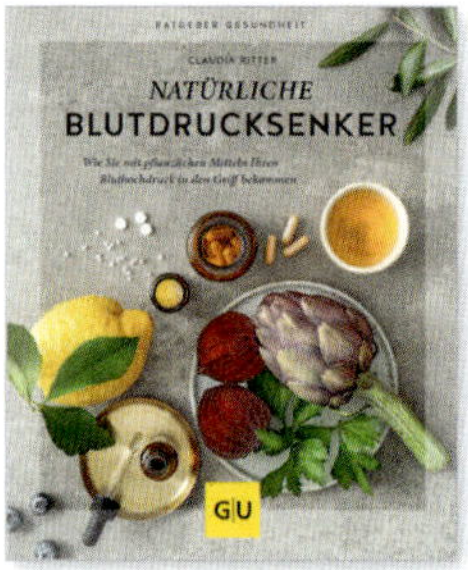

ISBN 978-3-8338-7807-7

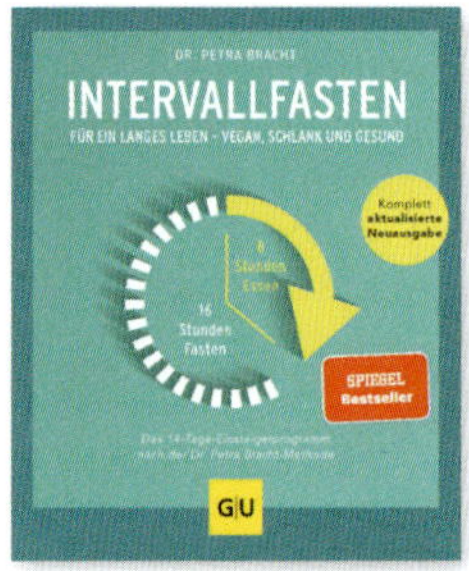

ISBN 978-3-8338-7417-8

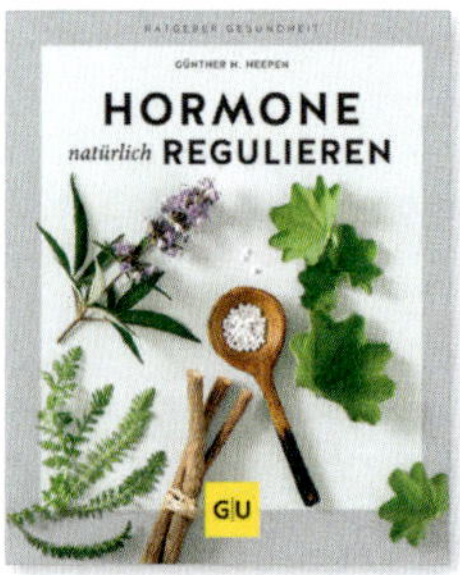

ISBN 978-3-8338-6914-3

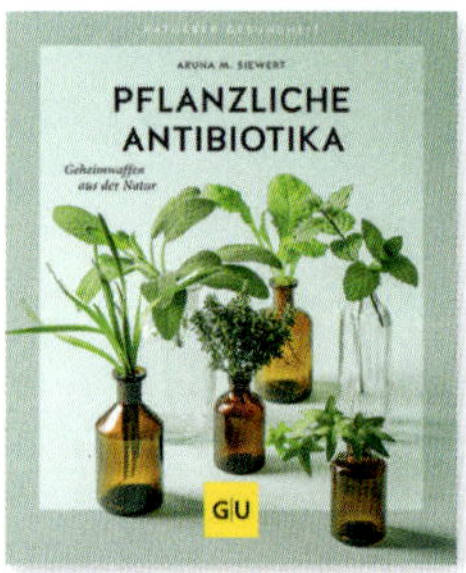

ISBN 978-3-8338-7593-9

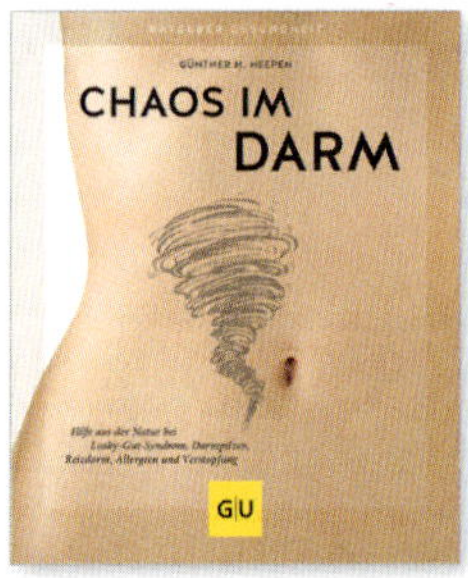

ISBN 978-3-8338-7620-2

Alle hier vorgestellten Bücher sind auch als eBook erhältlich.

G|U

Mehr von GU auf **gu.de** | **gu.verlag** | **gu.verlag**